免疫力アップ！
温活ランニング

イシハラクリニック副院長
石原新菜
Nina Ishihara

健康ライフ選書
SHUFUNOTOMOSHA

はじめに

私がランニングを始めたのは、13年前のこと。

2歳の長女を育てながら、次女を出産。産後1カ月で仕事に復帰しました。でも子育てに待ったはありません。次女の授乳や夜泣きに加え、長女は夜中に起きてきて「おなかへったー」「ママー、トトロ見たーい」。結局明け方までつきあわされることもしょっちゅう。あと数時間で仕事に行かなくてはならないのに、です。超寝不足のまま次女を連れて出勤し、診察の合間に授乳……そんな毎日が続いて、もういっぱいいっぱいになっていました。

次女が生後6カ月になった頃でしょうか。気力も体力も限界を超えたある朝、ささいなことで「もう耐えられない！」と叫んだ私は、子どもを夫に預け、「走ってくる!!」と一人、家を飛び出しました。長女が泣きながら洋服の裾を引っぱっていたのですが、それを振り払うようにして。

なぜ走りだしたのかは自分でも謎ですが、マグマのようにふつふつと沸き立っているストレスを発散し、体を動かすことだけに集中して、無心になりたかったのかもしれません。家の向かいにある公園の遊歩道を無我夢中で走りました。

すると、不思議なことにだんだん気持ちが落ち着いてきて……。家を出る直前まで娘をしかって怒り狂っていたのですが、わずか5分か10分、一回りして家に戻る頃には「さっきは言いすぎたかな」と頭が冷静に。自分のことを客観的に見直す時間ができたことで、つきものがとれたように穏やかな気持ちになり、「謝ろう」と思えるようになっていたんです。寝不足で体はボロボロのはずなのに、なんだか体もスッキリして。

このことがきっかけになり、私にとってランニングは毎日の生活に欠かせないものになりました。

もともと運動が大好きで、子どもの頃は「とにかく運動するように」と父から言われていたこともあり、陸上やバドミントン、水泳などを続けていました。妊娠中でも１㎞泳いだり、妊娠前から通っていたジムでトレーニングに励むくらいだったのに、出産してからはほとんど運動をしていなかったんです。そのために、おそらく自分の中でエネルギーがたまりにたまっていたのでしょう。

長女と同じように次女が保育園に通うようになってからは、とりあえず朝、子どもたちを保育園に送り届けて家に戻り、家事をしてからランニングへ。そのあとクリニックに出勤するという朝ランを長らく続けていました。

でも、コロナ禍になると、子どもたちの学校がオンライン授業になり、家にずっといることが増えたため、朝走るのがむずかしくなって。それ以降は、夕方にランニングをしています。

クリニックの診療が終わったあと、近所の公園や川沿いの道を走ることもあれば、暑い時期にはジムのランニングマシンで30分、5～6㎞走ることもあります。ランニング後はジムの向かいにある銭湯へ行き、最後にサウナで汗を流すのがお決まりのコースです。しっかり整ったら、自転車を飛ばして家に帰り、まずはキンンに冷えたビールを一杯！　もう最高です‼　そして、飲みながら夕飯を作って子どもたちに食べさせる。これが私の今のルーティンです

走る以前の私は、ずっとイライラしていました。子どもたちはワーワーギャーギャー、いつも時間に追われている私に対して、夫は超がつくほどのマイペース。それでまたイラつく……の繰り返しです。

でも私がそんな状態でいると、家の中は緊張感があふれて、夫もかわいそうだけど子どももオドオドしてしまう。私のメンタルの状態が悪いのは、家族にとっては

〝負〟でしかない。そう気づいてからは、ストレスを感じたらいったん家から離れて走るようにしています。ひとっ走りすれば私はスッキリして、家族が私のイライラに巻き込まれることもない。互いにいいことしかありませんから。

ランニングをすると心のバランスもとれますが、当然ながら体力もつくので、仕事で大変なときもしっかりとやり抜けるようになります。

当クリニックを選んでくださる患者さまは、いろいろな病院をめぐりにめぐってこられたかた。それでもよくならず、大変な思いをかかえてみえるので、つらいお話を伺い、そのうえで治療方針を説明し……と、1人の診察に30分から1時間はかかるんです。なかなかのハードワークです。

また私の場合、毎年秋冬がとても忙しく、全国各地を講演で回ります。これもかなりエネルギーを消耗しますが、いつも最後までやり切れる体力があるのは、やはりランニング生活のたまものだと思います。

走るようになってから疲れにくくなったし、夜もぐっすり眠れるので朝の目覚めもスッキリ。毎日を元気に過ごせています。

では、なぜランニングが体にいいのでしょうか。それは、血行をよくして、体を温める効果があるからです。現代の日本人は、70年前に比べて体温が約1度低くなったというデータがありますが、体温が低いと免疫力が下がり、さまざまな病原体と闘う力が弱まります。免疫力を高め、健康な体をキープするには、体を温めることが不可欠なのです。

もちろん、すべての運動にその効果はありますが、ランニングは何より手軽にできるスポーツ。私が初めてランニングをしたときに「走ってくる！！」と身一つで家を出たように、スニーカーさえあれば、いつでもどこでもできます。雨が降っていたらカッパを羽織ればいいし、スイミングのように水着に着がえる手間もありません。

忙しく体が冷えている現代人こそ、体を温めるランニング＝温活ランニングは、ぜひとり入れてほしい習慣です。

この本では、そんな温活ランニングの魅力について、たっぷりお伝えします。本を読み終わる頃には、走りたくてウズウズしてくるはず。準備はいいですか？

温活ランニング、よーいスタート！

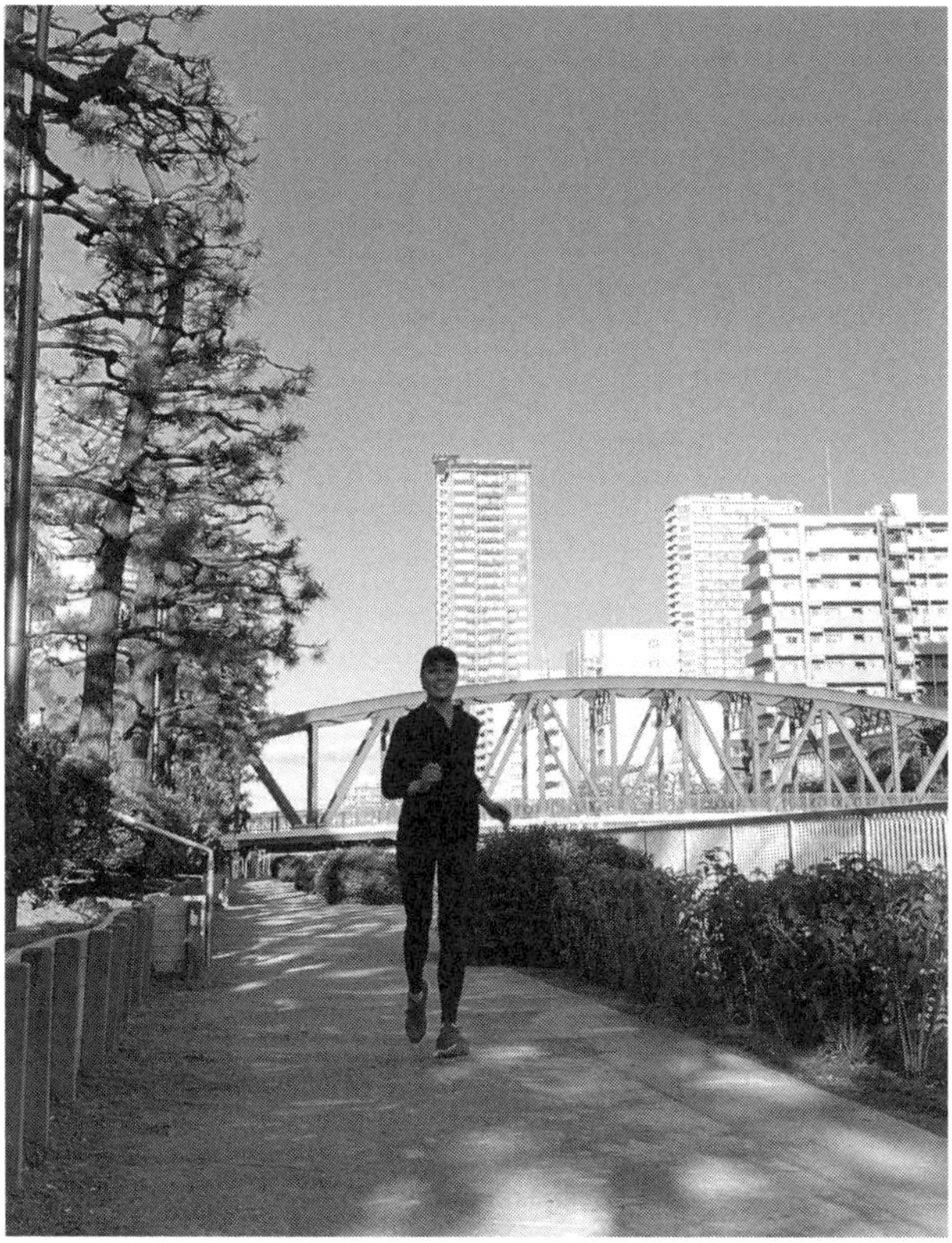

Contents

第2章　冷えは万病のもと！　現代人に温活がマストな理由

第3章　ランニングでキレイも元気も手に入る！

第4章 今日から始めよう！　温活ランニング

第5章 運動だけじゃない！　トライすべき温活法

CHAPTER

第1章

Let's running!

井上咲楽さんとランニング対談

私たちにとって「走る」ということ

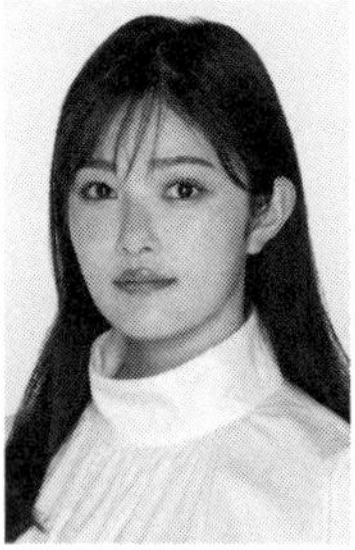

井上咲楽
Sakura Inoue

PROFILE

いのうえさくら●1999年、栃木県生まれ。2015年「第40回ホリプロタレントスカウトキャラバン」出場を機に芸能界デビュー。マラソン情報番組『ランスマ倶楽部』（NHK BS）でMCを務め、さまざまなマラソン大会に出場。現在、『新婚さんいらっしゃい!』（ABCテレビ）、『サイエンスZERO』（NHK Eテレ）、『ナスD大冒険TV』（テレビ朝日）などに出演中。また、SNSで発信している手料理が話題となり、出版した初のレシピ本『井上咲楽のおまもりごはん』（主婦の友社）も好評。

SPECIAL × TALK

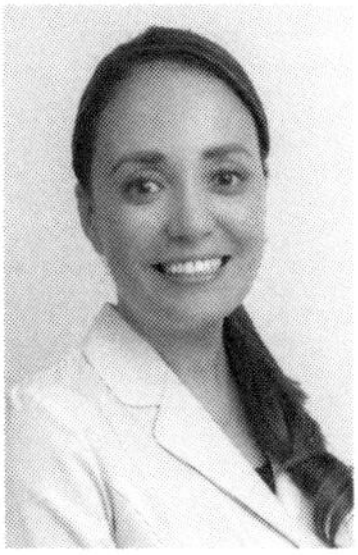

石原新菜
Nina Ishihara

マラソン大会完走後の達成感は格別

ランニング番組のMCを務め、芸能界屈指のランナーとして知られるタレントの井上咲楽さん。もはや走ることがあたりまえの日常になっていると話します。そんな井上さんとドクター石原の初対談が実現！　ランニングや温活について、とことん語り合いました。

――石原先生は育児と仕事で心身ともに疲れ果てたことがきっかけとなり、走り始めたと伺いました。井上さんはいつ頃、どんなきっかけでランニングを始めたのでしょうか。

井上　中学生のときに、長距離走の能力をはかる体力テストがあったんです。そこで成績がよかったこともあって、長距離を走るのが好きになりました。部活はバレーボール部でしたが、そこに所属しつつ、特設の駅伝部にも呼ばれて走ったり……。ですからランニングは、中学生時代からずっとやっていて、そのまま続けているという感じです。学生時代は毎日走っていましたが、今は週に3～4回ですね。

――フルマラソンも走っていらっしゃいますね。本格的にマラソンを目指したのは、大人になってからですか？

井上 所属している事務所のマラソン部で走るようになったんです。自分からというより、周りの環境で本格的にマラソンを意識するようになったかな。2年前に『ランスマ倶楽部』という番組のレギュラーになったことがきっかけで、指導してくださるかたも現れて、そこから記録を目指して走るようになりました。

石原 マラソンは、今までどれぐらい走っているんですか？

井上 フルマラソンは6回。そのうち4回が、東京マラソンです。

石原 すごいですね！　私はハーフマラソンが3回、10㎞が2回かな。フルマラソンは、ハーフマラソンの2倍走ると思ったら、それは無理だろうと腰が引けてしまって……（笑）。

井上　そうですよね。私もいつも20㎞ぐらいまではいけるんです。でも30㎞過ぎてからは、本当にきつくて。自分の理想のペースがくずれると、ああ、もうダメって、なってしまう。あきらめてしまいたいけれど、マラソンの場合は走りだしたら止まれない。止まれないからこそ、そこからどうやって立ち直るか、自問自答しながら走っています。

石原　修行ですね。

井上　でも、そこがマラソンの魅力なんだと思っています。ランニングって自分の走った分しか進まないし、足を止めたら止まるっていう単純なものです。特にマラソンは、どんなにがんばっても自分が進まないと結果がついてきませんから。といっても走っているときは、そこまで考える余裕はありませんが（笑）。

石原　でも目標があると、それに向かって準備していく楽しみがありますよね。あとは、走り切ったあとの達成感もとても大きいし。

井上　おっしゃるとおり。ゴールしたときの喜びは、ほかには代えられないものがありますね。

――2024年3月に開催された『東京マラソン2024』では、自己ベストを更新されたそうですね。

井上　はい。3時間26分06秒で完走しました。東京マラソンは沿道の応援がすごくて、それにあと押しされましたね。

石原　わかります。私も東京マラソンの10㎞を走ったことがありますが、沿道の人たちの応援もすごいし、一緒に走る人たちからも刺激を受けるので、思いがけずタイムが縮みました。でもそのせいで、家族が待ってくれているはずだったゴールに、早く着きすぎていなかった……。まだまだだろうと、近くのカフェでお茶してたんです（笑）。がんばってゴールした姿を見せたかったのに。

井上　それは残念！　でも、そんなに速かったんですね‼

石原　自分でもびっくりしました（笑）。

――井上さんがこれまで走った中で、いちばん思い出に残っているのは、どんなレースですか？

井上　２０２３年12月に番組の企画で走った『国宝松江城マラソン２０２３』です。雨やあられが降り、起伏も激しくて大変だったんですが、終わってみれば3時間26分50秒。一緒に走ったメンバーみんなで、目指していたサブ3.5（3時間半切り）を達成できたんです。

石原　それは忘れられないレースになりました。

井上　ゴールしたあとに、みんなで喜び合って涙、涙でした。振り返ってみて、すごくいいレースでしたね。

走るのをやめたとたん、冷えやこりが悪化

――中学生の頃からずっと走っているのなら、井上さんにとって、走ることは習慣になっているんですね。

井上　はい。もう日常の中にあたりまえにあるという感じです。毎日楽しくて走っているわけじゃなくて、走らないと気持ち悪い。

石原　歯磨きと同じですね。

井上　まさにそうです！　歯磨きをやめようと思わないのと一緒で、走ることをやめようと思わない。やめるものでもないという認識です。小さい頃から、ずっとやってきたことをやめるのが、逆に怖いという気持ちもあります。だからこそ続けられたかなと思います。

――走ることで、体調の変化を感じることはありますか？

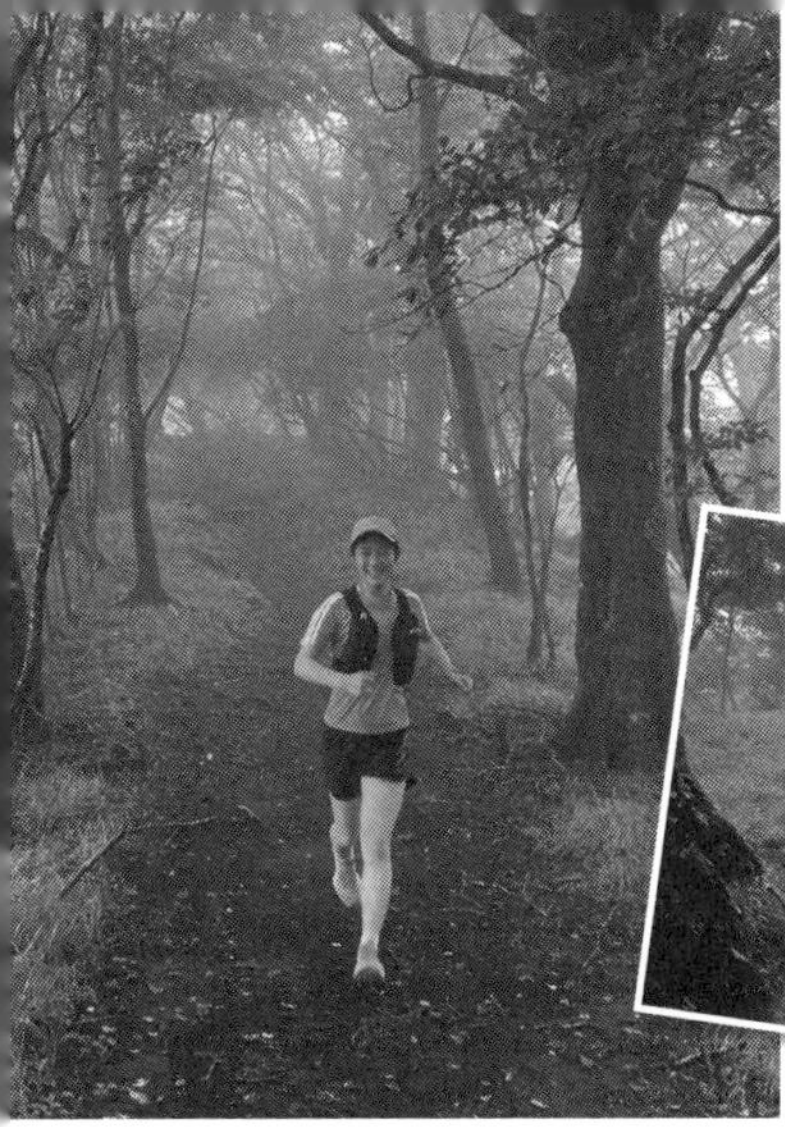

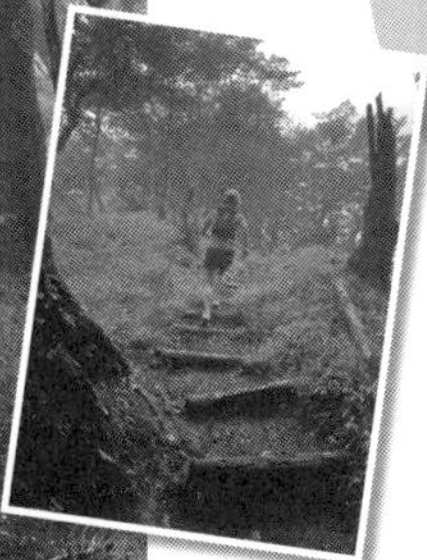

井上咲楽さん
SAKURA'S *Running Snap*

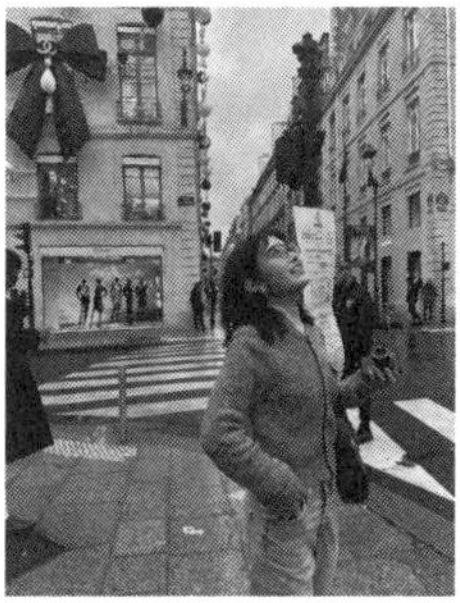

過酷なトレランにも挑戦!
30kmを走ることも

山や森林、砂漠など未舗装の道を走るトレイルランニング。足場の悪い山道を走ることもしばしばで、まさに体力勝負。

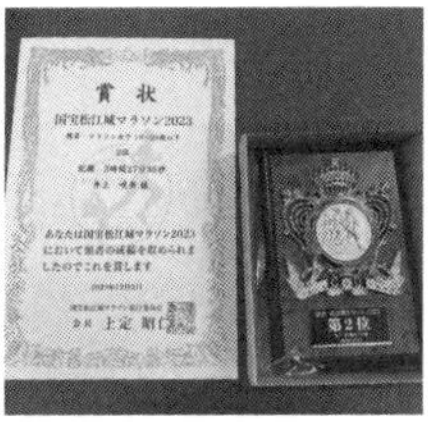

最も印象深かった「国宝松江城マラソン2023」

18～29歳以下の女子の部で、井上さんがなんと2位に! つらかったけれど、走り終わったあとは涙、涙。

旅先でもやっぱりランニングは欠かせない

2024年1月に訪れたパリ。石造りの重厚な街並みに感激。パリに暮らす人々の日常を眺めながら走る体験は新鮮でした!

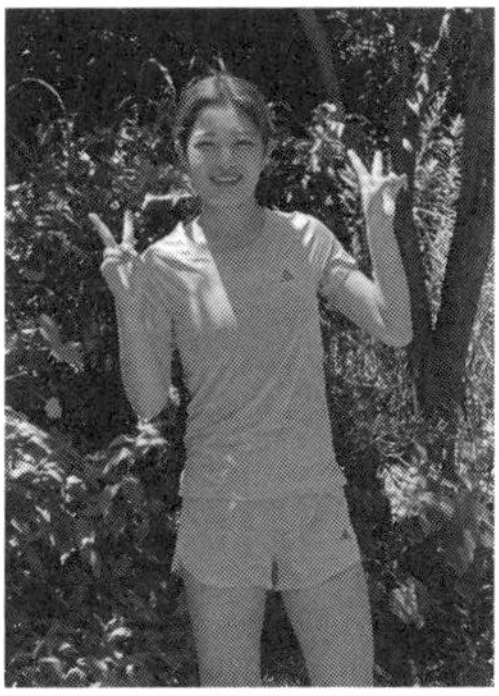

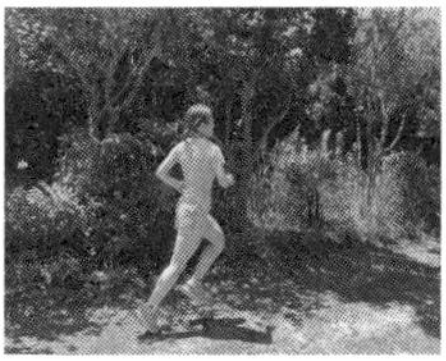

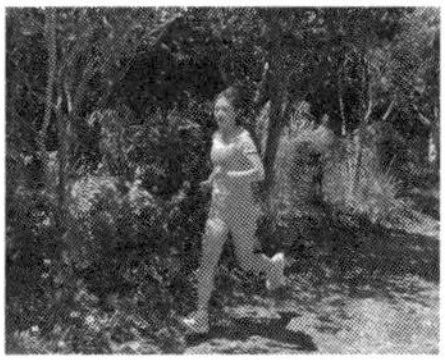

ランニングは生活の一部。
1回につき約10kmがルーティン

毎日約10kmのランニング。走る前には、股関節の可動域を広げるためのストレッチや、体幹強化のための腹筋なども行っているそう。

井上　二、三日走れない日が続くと、肩がこっている感じがします。足と肩は関係なさそうですが、走るとこりがほぐれるので、つながっているんですね。

石原　走ると、全身の血行がよくなりますからね。私も何日か走らない日が続くと、肩がこってきます。でも走ると血のめぐりがよくなって、冷えやこりがやわらぐ感じがしますね。体だけじゃなく、メンタルのこりもほぐれませんか？

井上　ほぐれます、ほぐれます。

石原　私がランニングを始めたのは、イライラが原因だったんです。子育てと仕事の両立に限界を感じて、ある朝、衝動的に家を飛び出して近所を一回りしたら、もうスッキリ。そこから毎日、走るようになったんです。今も家族とけんかしたら、家を出て一周走る。そうすると気持ちが落ち着いて、家に戻る頃には怒りもおさまっていますから、私も家族も平和です（笑）。

井上　仕事で行き詰まったときや、気持ちが落ち込んだときに走ると、汗と一緒にモヤモヤが流される感じはありますね。仕事の宿題があって、なかなかアイデアが浮かばないときはちょっと走りに出て、走りながら考えるということもあります。

石原　それはうらやましいですね。私の場合、走ると逆に、だんだん無になっていくんです。「あのことを考えよう」と思って走り始めたのに結局、何だっけ？　ってなっちゃう（笑）。

旅先のランニングはお楽しみがいっぱい

――石原先生は毎日、クリニックの診察が終わってから夕方に走ってらっしゃるんですよね？

石原　毎日30分。家に帰る前に走るのが日課です。

井上　私も、だいたい仕事から帰ってきて、夜走ることが多いですね。一人で走ることもありますし、皇居や神宮外苑などランナーが集まるような場所に行って、仲間と走ることもあります。

石原　一人でも、みんなとでもできるのが、ランニングのいいところですよね。

井上　本当に。ランニングは、場所を選ばないのも好きなところです。

石原　そう思います！　出張や旅にスニーカーを持っていって、現地で走ることもよくありますよ。

井上　私も今年パリに行ったときに、近くの公園をランニングしました。いろいろな年代の人が走ったり、ヨガをしていたり、その雰囲気がすごく楽しかったですね。日本でも、走っていると「こんな店ができたんだな」とか「この道とこの道がつながっていたんだ」なんて、新しい発見がありますが、海外はその何倍も楽しみがあります。この道を行ったら、その先はどうなるんだろう……と、ドキドキしながら探索しましたね。

石原　走りながら、移り変わる景色を見るだけでも楽しいですよね。

――お二人は走っているときに、音楽を聴いたりされるんですか？

石原　私はランニング中は、速く走れるようにアップテンポの曲を聴いていますが、井上さんはいかがですか？

井上　私は音楽も聴きますし、ラジオも聴きます。友達と一緒のときは、おしゃべりしながら走ったり。ただレースのときは、疾走感のある曲を聞いて、自分を盛り上げています。

石原　やっぱりモチベーションアップは、大事ですね。

長距離を走るときは、水の飲みすぎに注意

――これまでに、走っていて何かトラブルにあったことはありますか？

井上　以前、レースに出たときに、スポーツドリンクではなく、水で水分補給していたら、低ナトリウム血症で倒れてしまいました。それ以来、梅干しを持って走るようにしていて、水を飲んだら、梅干しもセットで食べるように。やっぱり塩分っ

て、大事なんですね。

石原　そうなんです。汗をかくと体の中のナトリウムやその他のミネラル分が抜けて、それを水だけで補うと、血液中のナトリウム濃度が薄まり、低ナトリウム血症になってしまうのです。低ナトリウム血症で亡くなる人もいるので、実はランニング中の水の飲みすぎは、すごく危ないんです。

井上　怖いですね。

石原　１００㎞マラソンの途中には、みそ汁ブースなどがありますよね。走っているときにみそ汁や梅干しで塩分をとるのは、正しい方法です。

井上　ふだん走るときも、そのあたりは意識したほうがいいですか？

石原　５㎞ぐらいなら特に気にする必要もありませんが、10㎞以上走るなら、意識したほうがいいですね。ナトリウムは神経伝達や筋肉収縮にかかわっているので、汗をいっぱいかいて、ナトリウムやその他のミネラル分が失われると、足がけいれんしたり、つったりということも起こります。

井上　私は足つり防止に、ふだんの入浴では、湯船にエプソムソルトを入れています。長めにつかっていると、けっこう汗をかきますね。

石原　エプソムソルトの入浴剤は、マグネシウムが入っていますよね。筋肉をゆるめる働きがあるから、ランナーにはいい。血流もよくなるし、足つり予防にもなります。アトピー性皮膚炎など肌がデリケートな人が、肌を落ち着かせるのにも効果が期待できますよ。でも、ただのあら塩でもいいし、炭酸系の入浴剤も血行促進になります。

末端型冷え性対策はどうしたらいい？

――この本のタイトルは「温活ランニング」ですが、井上さんは冷えを感じることはありますか？

井上　実は私、けっこう冷え性なんです。体温も高いし、生理不順もありませんんが、手足がすごく冷たくて。ふだんから自分なりに温活を心がけています。

石原　末端型冷え性ですね。これだけ体を動かしていても冷えを感じるというのは、走っていなかったらもっとつらかったかもしれません。ランニング中はともかく、ふだんは腹巻きをして、おなかを温めるといいですよ。

井上　おなかを温めると、末端まで温まるんですか？

石原　そうです。体の中心が冷えると体全体が冷えますが、反対に体の中心を温めると、全体が温まるので、まずはおなかを温めることが大切です。

井上　なんとなくおなかを温めたほうがいいかなと思って、夏でも飲み物はホットにしたりするし、一年じゅう湯船につかってます。

石原　それは大正解！　夏場でも、冷房のきいたところで冷たいものを飲むと、芯から冷えてしまうので、温かいものを飲んでほしい。湯船につかるのもいいですね。お風呂でしっかり温まったあとにストレッチすると、筋肉が伸ばされるので、ぜひセットでやってみてください。

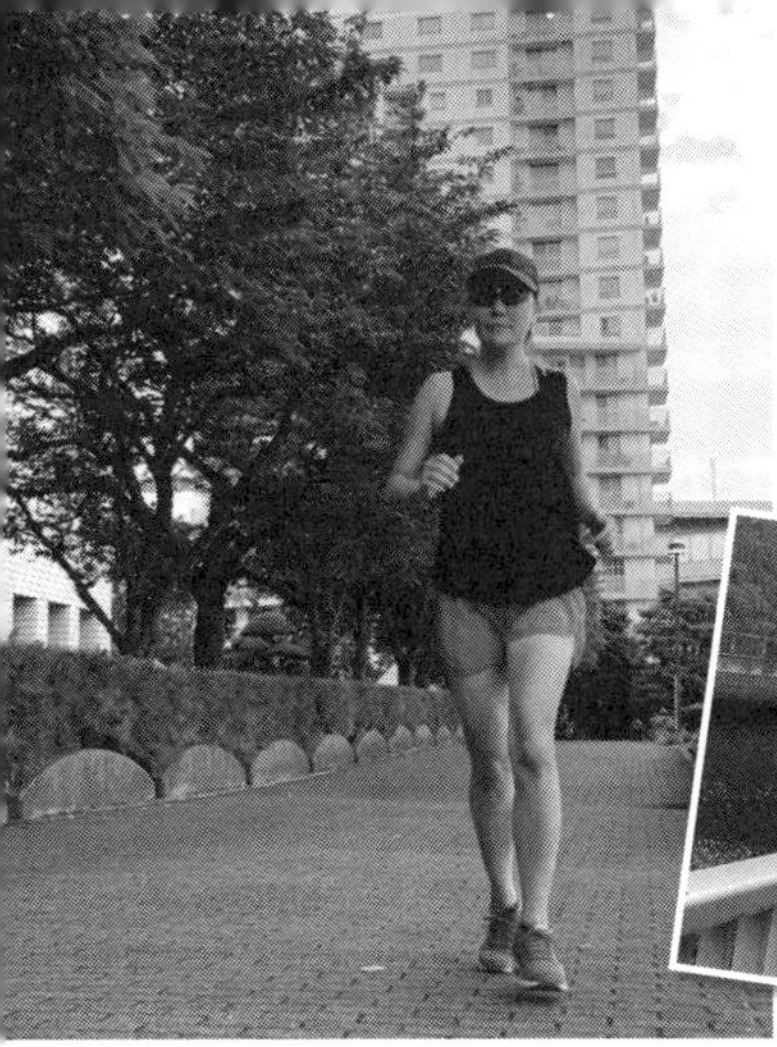

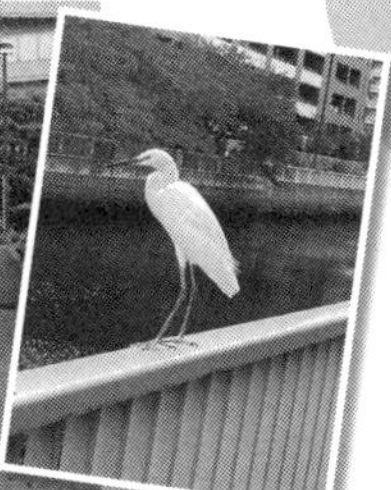

Dr.石原新菜
NINA'S *Running Snap*

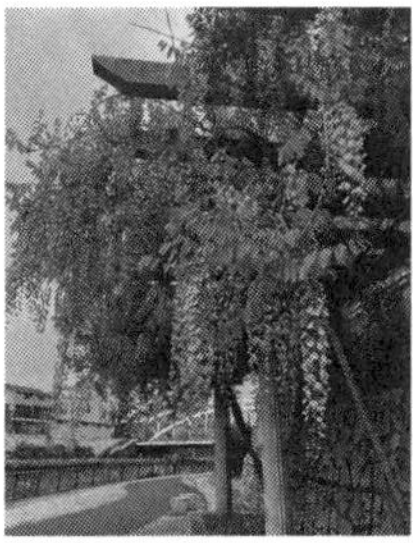

川沿いの遊歩道を走るのが日課

毎日欠かさずランニング。忙しい生活の中、時間をやりくりしながら1回に30分ほど走る。アオサギを見かけることもしばしば。

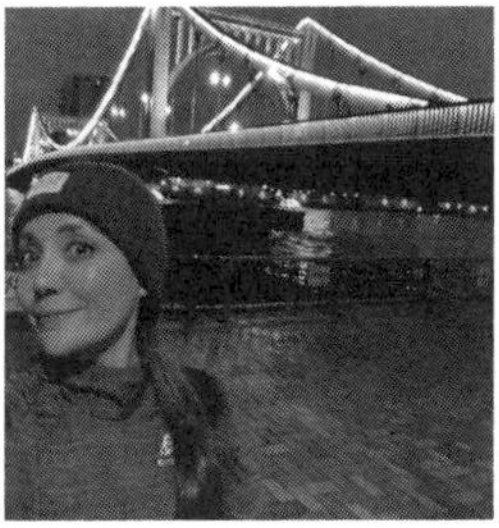

夜ランでは美しい夜景に目を奪われることも

最近はクリニックでの診察が終わってから走ることがほとんど。昼間とはまた違った街の表情を楽しむこともできる。

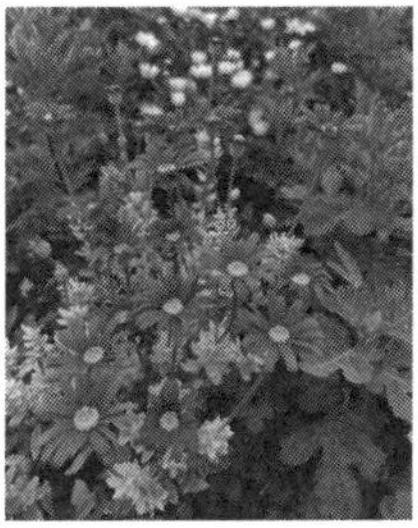

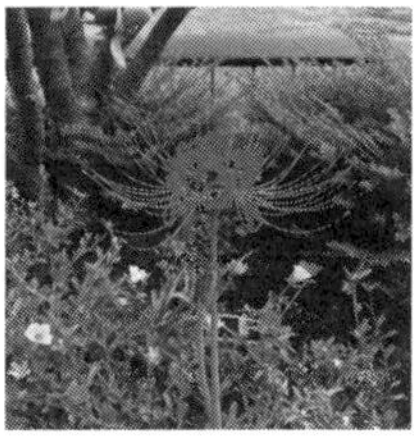

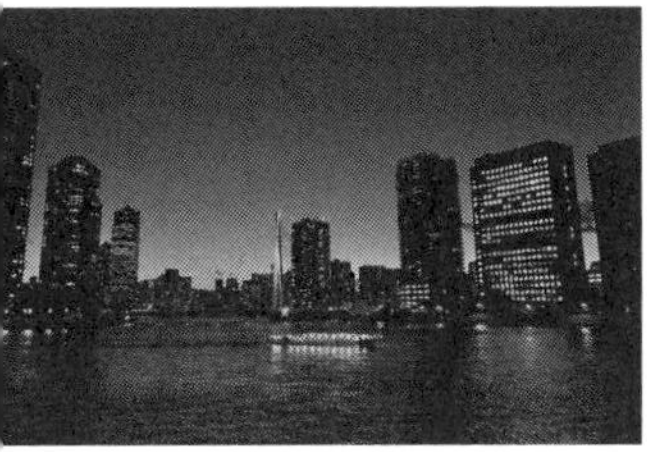

目を楽しませてくれる季節の花々たち

外を走っていると、季節の変化に敏感に。ランニングコースの途中、美しい花を見つけては思わずパチリ!

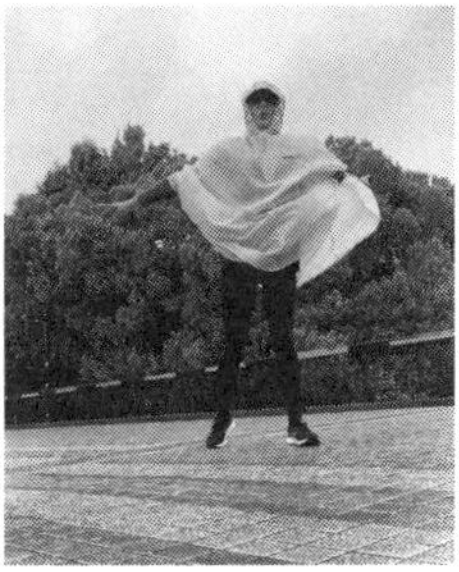

雨の日はカッパを着用! 元気に走ってます

天気が悪いと気持ちはなえるものの、走り始めるとやはりスッキリして元気回復!

――井上さんは料理の本を出版されるほどの料理上手ですが、温活を意識された料理は作っていますか？

井上　はい、いつも朝と夜はみそ汁を作って飲んでいます。疲れているときは、冷蔵室に常備しているにらだれを豆腐にかけて食べていますが、これは温活的にいかがでしょうか？

石原　いいですね。みそは発酵食品ですから、腸活になります。腸活も体を温めますからね。朝と夜に飲んでいるのは、すごくいい習慣です。にらだれもいいですよ。にらというのは、にんにくや玉ねぎと同じ仲間で、アリシンというビタミンB群の吸収を助けてくれる栄養素が入っています。ですからビタミンB_1を含む豆腐と一緒に食べるのは、すごくいい。またビタミンB_1は糖質をエネルギーに変えるのを助けてくれます。走るときもおにぎりなどの炭水化物をとるといいですね。

井上　炭水化物といえば、米粉を使ったすいとんもよく作ります。根菜もたっぷり入れているので、けっこう温活メニューになっているかなって。

石原　最高の温活メニューですね！　寒い時期にとれる根菜は、葉野菜よりも体を温めますから。ビタミンB1が豊富な豚肉を入れて豚汁にするのもおすすめですよ。そこに、ねぎや七味を足すと、体がポカポカになります！

井上　作ってみます！

体が冷えると内臓の働きもダウン

――井上さんから石原先生に、何か聞いておきたいことはありますか？

井上　私はトレイルランという山を走るランニングもしています。走り抜けるには食べながら走って、エネルギー補給をしないといけないので、おむすびやバウムクーヘンなど炭水化物をとるようにしていますが、体が冷えると食欲がなくなってしまい、食べられなくなるんです。食欲と冷えは、何か関係があるのでしょうか。

石原　冷えると内臓の働きが悪くなって胃腸もうまく消化吸収できず、食欲がなくなってしまうんですね。しかも走っていると足に血液がいくので、おなかはけっこう冷たいんです。おむすびやバウムクーヘンなどの糖質は、すぐにエネルギーになるのでとってほしいですが、食べるのがむずかしければ、チョコレートもいいですよ。私は昔、山に登ったときに、山小屋でチョコレートだけで一晩過ごしたことがあります。それぐらいチョコレートは力が出ます。あと、ようかんもいいですね。

井上　チョコレートやようかん、いいですね！

――食べ物以外でのおすすめはありますか？

石原　おなかを冷やさないように、Tシャツやタンクトップの下に、速乾性のある薄手の腹巻きを一枚つけておくといいでしょう。

井上　腹巻きですね。参考にさせていただきます！　夏場は新幹線や会議室の中がキンキンに冷えていて、すごく寒くて、外との寒暖差にクラッとくることがありますが、やはりおなかを温めるべきですか？　あるいは、とりあえずここだけ温めておけばいいというところがあれば伺いたいです。

石原　第一は、やはりおなかですね。冷えそうな場所に行くときは、できれば腹巻きをつけてほしいです。また、大判のストールを一枚持っていき、新幹線や会議室などで座りっぱなしになるときは、膝にかけて下半身を温めてください。頭寒足熱の状態が理想的です。ストールは膝かけとしても使えますが、首に巻いたり肩にかけたりといろいろな使い方ができます。いつもバッグに入れておくと、寒さがきついときもしのげるでおすすめです。

面倒だと思う日もある。でも走ると元気に

――ちょっと忙しい日が続いたり、今日は寒くて外に出たくないな、というような日もあるかと思うのですが、お二人は「走るのが面倒だな」と思うときはありますか？

石原　もちろんありますよ！　でも面倒くさいなと思っても、走ったほうが元気になるし、メンタルがスッキリするのはわかっているから、とにかく走りだす。最初の500mが勝負ですよね。500m過ぎたら、やっぱり気持ちいい、走ってよかった、っていつも思うんです。

井上　私も走るのが面倒だなと思うときは、とりあえず服を着てみる、服を着たからとりあえず外に出てみようかな、せっかく外に出たから走ってみるか、とちょっとずつ段階を踏んでいきます。でも走るのが嫌いになるのはイヤなので、今日はいいかなというときは走りません。で、無理せず走っているという感じですね。

石原　私も、本当にダメという日は走りません。でも、どこかにまだちょっと余力があるというか、がんばれば行けるかなというときは、行ったほうがやっぱりいいかな。

井上　体のサインに耳をすますことって、大事ですよね。

石原　そうですね。それが気持ちいいランニング習慣をつけるコツですよね。

井上　私の場合、一人で走る気力がなかったら、仲間たちのいる練習会に参加することもあります。それでパパッと走って、パパッと帰る。みんながいるからがんばろうと思えるし、練習効率も上がる気がします。やる気がないときは、みんなが走る場所に行くのが、私にとってはいい方法になっています。

石原　確かに仲間がいると、モチベーションや楽しさにつながりますよね。私はランニングのあとに銭湯に行くのがルーティンですが、そこの銭湯はランナーの荷物を預かってくれるので、みんなで走りに行って、またみんなで銭湯に戻って、お風呂に入って解散する。そういうコミュニティを見ると、すごく楽しそうだなと思います。

井上　やる気がない日があっても、やっぱり走り続けることって大切ですよね。

――「ランニングを始めたい」という人に、何かアドバイスがあれば、ぜひ教えてください。

井上　初心者のかたにはいつも、最初は速さとか距離とか気にせず、まず走り続けることが大事だよって伝えています。やるぞって気合いを入れすぎると面倒くさい気持ちが出てきますから、あまりやる気に満ちて走らないことが大事だと思っています。先生はどう思われますか？

石原　本当にそのとおり。1週間に何回走る、何曜日に走る、何分以上走る、なんて目標を立てて、それができればいいけれど、できないことも多い。そうすると、ああ今日もできなかった、私ってダメじゃんと、わざわざ自分にプレッシャーをかけてしまい、変にネガティブになってしまう。だから3分で帰ってこようでもいいし、週に1回だけでもいい。井上さんがおっしゃるように、とにかく続けることが大事ですね。もしお酒が好きな人なら、うまいビールを飲むために走ってくるかとか、走った日だけスイーツを食べていいとか、自分にごほうびを設定するのもモチベーションアップになりますよね。

井上　私も以前はビールを飲めなかったんですけれど、マラソンがきっかけでビールを飲めるようになったんです！　マラソン後に友人と行った居酒屋で、飲んだビールがびっくりするほどおいしくて。それから走ったあとのビールはごほうびになっています。

石原　走ったあとのビールは、最高においしいですよね。私はそのためだけに走れる（笑）。

夢はずっと走れる元気なおばあちゃん

――今後の目標や夢を聞かせていただけますか？

井上　直近の目標は、タイムを更新していくことです。3時間20分を狙っていきたい。あと海外のレースにも出てみたいですね。そして夢は、おばあちゃんになっても走り続けることです。

石原　私もそう。93歳のタキミカ（瀧島未香）さんという、おばあちゃんが目標なんです。タキミカさんは65歳から運動を始めて、87歳で日本最高齢のフィットネスインストラクターになられたかた。元気で長生きできるのは、絶対に足腰なんですよ。足腰が弱ってくると、ちょっとしたことでつまずいて、骨折してと、いろいろなことが起こる。でも足腰を動かしていれば、つまずくこともないし、体じゅうの血流がよくなって健康でいられる。脳の血流もよくなるから、認知症予防にもつながります。だから私もおばあちゃんになっても運動して、ずっと元気でいたいなと思います。タキミカさんのように。

——すごいかたですね。健康をキープするには、やはり体を動かすことが基本ですね。

井上　確かに、私も走っているから、元気でいられるのかな。

石原　そもそも走ると体力がつくので、同じ仕事をしていても、疲れにくくなるし、メンタルダメージも少なくなるんですよね。もしかしたら、これから井上さんは仕事のほかにも、結婚とか出産とか、人生の変化でストレスがかかることがあるかもしれません。そんなときもランニングで発散できるといいですね。

井上　そうですね。どんなことがあってもランニング！

石原　井上さんと私は20歳ほど年が離れているけれど、お互いに元気なおばあちゃんになって、また何十年後かに対談しましょう。

井上　はい。目指せ、元気なおばあちゃん！

CHAPTER

第2章

Let's running!

冷えは万病のもと！
現代人に温活が
マストな理由

「冷え」は万病のもとといわれます。この章では、体を冷やすことは私たちの体にどんなデメリットをもたらすのか、なぜ温活が必要なのかをお話しします。

70年で日本人の体温は1度ダウン！

肩こりや頭痛、肌荒れ、生理痛など、病院に行くほどでもない不調は、すべて体の冷えから起こるもの。ちょっとしたトラブルだからとほうっておくと、がんや子宮筋腫、卵巣のう腫などの重大な病気や不妊症を招くおそれもあります。

にもかかわらず今の時代、冷えている人＝低体温の人がすごく多い。日本人全体で見ると、35度後半から36度前半の体温の人が最も多いといわれています。

今から約70年前の１９５７年、東京大学の田坂定孝教授が、東京都内に住む10～50代の健康な日本人男女約３０００人の平熱を調査しました。その結果、７割以上の人が約36度9分でした。現在、医学事典に掲載されている平熱の定義は、この調査の数字「36・89±0・34度」とされているのですが、この70年で日本人の平均体温は約1度も下がっているのです。

現代人が低体温になってしまった理由とは

なぜ現代人はこれほど低体温になってしまったのでしょうか？　それには6つの原因が考えられます。

❶運動不足

まず運動不足による筋肉量の低下は顕著です。筋肉は体温の約40%をつくっているので、筋肉量が少ないと冷えやすくなります。男性や若者に比べて、筋肉の少ない女性やお年寄りが冷えやすいのはこのためです。

前回調査をした70年前といえば、今ほど便利ではない時代。どこに行くにも歩き、階段を上り、掃除や洗濯などの家事も、体を動かしてやっていたでしょう。でも今は車やエレベーターがあり、家事も機械がかわりにやってくれるように。

さらに仕事ではデスクワークが増えて、圧倒的に体を動かさなくなりました。運動しない現代の生活様式で、ますます筋肉が減って、冷えやすくなっているといえるでしょう。

❷ストレスや寝不足

さらに現代人は、ストレスや寝不足で自律神経が乱れています。自律神経とは、文字どおり自律的に働く神経のこと。私たちの体は、意識しなくても内臓が働き、体温が一定に保たれて呼吸ができますが、これは自律神経の働きによるものです。

自律神経には、交感神経と副交感神経があります。交感神経が優位になると、心拍数や血圧は上がり、呼吸が浅くなり、消化器の活動が抑えられます。眠けや空腹感を覚えず、体は緊張して戦闘モードに。

一方、リラックスしているときや眠っているときは、副交感神経が優位になります。心拍数や血圧は下がり、呼吸は深くなるので、消化器も活発に働きます。

交感神経と副交感神経は、互いにバランスをとり合うことで、心身の健康を保ちますが、現代の生活はストレスで交感神経が優位になりがち。体が常に緊張しているので、血管が収縮して冷えているのです。加えて、一日じゅうパソコンの前にいて、頭や目は疲れているのに、動いていないから、体は疲れていない。だから眠りが浅い。深く眠れないと、次の日に疲れを持ち越すので、免疫力が下がる。すべてが悪循環になっていきます。

❸湯船につからずシャワーのみ

「夏は暑い」「光熱費がもったいない」「バスタブを洗うのが面倒」といった理由から、湯船につからず、シャワーのみですませる人が多いようです。湯船につかるメリットは、体を芯からしっかり温められること、そして適度な水圧と毛細血管の拡張効果により、血流が改善されることです。

お風呂から出たあと、体の深部体温が下がったときが最も寝つきのいいタイミングなので、入浴には快眠効果もあります。シャワーのみだと深部体温が上がらず、結果的に睡眠の質が低下し、さらに冷える原因になります。

❹食事の変化

昔はごはんにみそ汁、焼き魚、漬け物、納豆など、体を温める食材をバランスよくとれる食事が主流でした。しかし今は、朝はスムージーだけ、ヨーグルトだけ、と偏ったメニューですませている人も少なくありませんし、白く精製された小麦粉や砂糖、南方の果物など、体を冷やす食べ物をとることも増えました。

また、パスタやパンなどの炭水化物が増えて、タンパク質の摂取が減っているのも変化の一つ。タンパク質が減ると、筋肉がつくられず、なかなか体温が上がりません。

❺水のとりすぎ

最近では、美容のために一日何リットルも水を飲む、というのがあたりまえのようになっていますが、実は水のとりすぎは逆効果。運動や入浴で汗を出さなければ、水が体に滞る「水毒」の状態になり、冷えやむくみ、内臓の機能低下を引き起こします。言ってみれば、内臓がびしょびしょの水着を着ている状態。体内に残る水分で、自分の体を冷やしているのです。

❻夏冷え

地球温暖化によって年々、夏の暑さが厳しくなっています。本来、気温が高く、冷えないはずの夏に冷えるのは、冷房によるもの。外と室内の気温差は8度が理想ですが、気温が37度だと、それもなかなかむずかしい。室温を27度に設定しても、10度の気温差ができます。この寒暖差の激しさゆえ、芯から冷えている女子たちは多いのです。

現代社会は、冷えを招く要素のオンパレード。生活の仕方に注意が必要

運動不足や食生活の変化、生活習慣の乱れにより、日本人の平均体温は、70年で約1度低下しています。今の生活が冷えにつながっていないか、見直してみて。

なぜ冷えは体の不調を招いてしまうのか

では、低体温になると何が問題なのでしょう？「手足がちょっと冷たくなるくらいでしょ」なんて、軽く考えている人がいたら大間違い。体が冷えると、さまざまな不調や病気を呼び込んでしまうことになるのです。その理由は……

❶血行が悪くなる

血液は体に必要な栄養素や酸素、水分を体の隅々まで届けていますが、体が冷えると血管がキュッと縮こまり、体の先端まで血液が届かなくなります。血液の通っていない毛細血管は〝ゴースト血管〟となり、血液だけでなく、栄養も酸素、水分も行きわたらない状態に。その結果、臓器の不調や肌トラブルが起きるのです。

❷代謝が落ちる

代謝とは、体にとり込んだ酸素や栄養素を活動に必要な物質やエネルギーに転換し、不要なものを排出する体の機能。体温が1度下がると、代謝は13％低下するといわれます。代謝が落ちると、むくみやすく、食べる量を減らしてもやせません。

❸免疫力が下がる

新型コロナウイルス感染症の蔓延によって、「免疫力」という言葉に注目が集まりました。免疫力とは、健康な体が持つ病気を寄せつけない力のこと。

私たちの体には、ウイルスや細菌などさまざまな異物から体を守るための防御システムが備わっています。

まずは、皮膚や粘膜が物理的なバリアとなって異物の侵入をガード。また唾液や涙などの粘液が殺菌作用で異物を退治しますが、もしも侵入されてしまったら、重要な役割を果たすのが白血球です。

白血球は血液中の成分の一つで、外敵となる細菌や病原体を食べたり攻撃したりする免疫の要。その働きが低下すると病気と闘う力が弱まってしまい、かぜをひいたり感染症にかかったりするだけではなく、生活習慣病やアルツハイマー病、胃潰瘍、がんなどを発症しやすくなってしまうのです。

そうした免疫機能を低下させる原因になるのが冷えです。もともと免疫細胞の働きが活発になるのは、体温が36・5～37度のとき。体温が1度上がると、免疫力は5、6倍にパワーアップ。逆に体温が下がれば、免疫力はパワーダウンしてしまうのです。

❹気のめぐりが悪くなる

漢方（東洋医学）では、私たちの体は「気《き》」「血《けつ》」「水《すい》」の3つの要素で成り立ち、その3つが過不足なくめぐっていてこそ健康な状態だと考えられています。

【気】

全身をめぐるエネルギーや活力のことで、3要素で最も大切なもの。自律神経の機能に近いもので、「気」がめぐると「血」や「水」もめぐり始めます。

反対に「気」が不足すると、息切れや疲労感など「気虚《ききょ》」の状態に。イライラやうつが起きているときは「気滞《きたい》」という気が滞っている状態になります。

【血】

体内にある赤い液体（血液）のこと。血液には栄養素や酸素、水分を全身に届けるだけでなく、体内でつくられた熱を運び、体を温める役割があります。

冷えると「血」の流れが悪くなり、「瘀血《おけつ》」という血液が滞る状態になります。瘀血になると、体内に必要なものが行きわたらないだけでなく、不要なものもたまったままですから、生理不順やのぼせなど、さまざまな婦人科系の不調に見舞われます。

【水】

血液以外の体内のすべての水分で、体液やリンパ液、尿、涙などを指します。老廃物を体外に排出するとともに、臓器をスムーズに働かせる潤滑油のような働きも。この「水」が滞ると、「水毒」や「水滞」など水がうまく排泄できない状態に陥り、頭痛やむくみ、下痢などを引き起こします。また「水」は熱を奪う性質があるため、「水」がたまると体の冷えにつながります。

体が冷えるとこのバランスがくずれ、めぐりが滞って体調を悪化させることになるのです。

不調だらけだった過去の私

今でこそ体温も高く、病気知らずの私ですが、20代の頃は今とは真逆の冷え冷え生活を送っていたせいで、便秘や生理痛、ニキビなど不調のオンパレード。花粉症もひどく、目が開かないほど腫れるような状態でした。

最もひどかったのは大学卒業後、大学病院で研修医として働いていた頃。36時間勤務を週3回という過酷な生活で、体温は1度下がり、体重は10kg増。肌はボロボロ、生理は止まってしまいました。

そこで父（医師の石原結實《ゆうみ》さん）に相談したところ、後日父から届いたのは、段ボールいっぱいの腹巻き！　そこから父のアドバイスどおりに、腹巻きをして、玄米おにぎりとしょうが紅茶を入れた水筒を持って病院に行き、お風呂に入り、時間を見つけて運動し……と、まさに温活を実践したところ、半年もすると体重は10kg減り、体温も上がり、生理も元どおり。数々の不調がすっかり改善したのです。

その後、国家試験合格と同時に結婚し、28歳で長女、30歳で次女を授かりました。無事に妊娠、出産できたのも、あのときに気づいて生活を変えたからだろうと、今も思っています。

症状はそれぞれ。冷え性のタイプ3つ

一口に冷えといっても、いろいろなタイプがあります。大きくは次の3つに分かれます。

❶末端型冷え性

末端型冷え性というのは、手足は冷たいものの体幹は温かく、体温も36・5度以上の人。井上咲楽さんもそうですね。寒さを感じると、手足の血管は熱を奪われないように自然に収縮するので、冷えてしまうのです。

❷下半身冷え性

下半身は冷えているのに、上半身は熱い「冷えのぼせ」といわれる状態です。更年期症状の一つでもあるホットフラッシュも冷えのぼせにあたります。「顔が熱いから、冷えではない」と思いがちですが、冷えの一種。漢方では「昇症《しょうしょう》」と呼ばれます。

順調に生理があるときは、子宮や卵巣が元気に働いて下半身の血流を整えますが、更年期になってその働きが低下し、下半身の血流が悪化。上半身は熱く、下半身は冷える状態になってしまうのです。

❸内臓型冷え性

手も足も温かいのに内臓が冷えているタイプ。「暑がりだから冷えとは関係ない」と思いがちだからこそ、いちばん危険な冷えタイプです。

おなかを触ってみて、ひんやりしていたら要注意。体の中心が冷えているということは、体全体が冷えているということです。「隠れ冷え性」の可能性がありま す。隠れ冷え性は、①ちょっと動いただけで汗がダラダラ出る水毒の人（体に水がたまりすぎ）、②下半身が冷えていて上半身がのぼせている人（昇症）、③おなかが冷たいのに手足がほてる人の3つのタイプに分かれます。自分の体の冷えに気づかず、さらに体を冷やそうと悪循環に陥る可能性があるので、気をつけたいところです。

今すぐチェック！　あなたの体、冷えてない？

「自分は冷えていない」と思っても、実は冷えていることはよくあります。次の項目をチェックして、自分の〝冷え度〟を確認してみましょう。

□体温が36・5度未満
□おなかが冷たい
□手足がいつも冷たい
□手足がほてっている
□赤ら顔
□目の下にクマができている
□頭痛がある
□鼻の頭が赤い
□歯ぐきが黒ずんでいる
□青あざができやすい
□汗をかきやすい
□痔になりやすい

チェックが8個以上の人は、冷え度100％の完全に冷え切っている人です。今すぐ運動をする、湯船につかる、体を温める食品をとるなど、生活全体を見直す必要があります。

チェックが5～7個の人は、冷え度70％。このままでは冷えが進んで、病気にかかりやすい体になってしまいます。腹巻きなど冷えとりアイテムを利用して、温活習慣を少しずつ増やしましょう。

チェックが4個以下の人は、冷え度50％です。たまに不調を感じるなら、冷えが原因かもしれません。ぜひ生活の中にランニングをとり入れましょう。

いずれも冷えを改善すると不調が解消し、健康をキープすることができます。体温が低くても2週間温活を続けたことで、体温が1度上がったという患者さんはたくさんいます。日々のちょっとした心がけで、病気を寄せつけないポカポカの健康体に。まずは体を動かすことから始めてみませんか？

自分では気づいていなくても体が冷えている人も。不調のサインを見逃さないで

「私は暑がりで汗っかきだから関係ない」なんて思っている人はいませんか？　中には隠れ冷え性の人も。温活で体温36・5度を目指しましょう！

CHAPTER

第3章

Let's running!

ランニングでキレイも元気も手に入る！

温活と一口にいっても方法はさまざま。私は、「運動」「入浴」「腹巻き」「食事」の4つが温活の重要な柱だと常々申し上げていますが、中でも最も即効性があり、効果が高いのは「運動」です。

運動は最も即効性がある温活法

筋肉は体温の40％をつくっている、いわば「自家発電装置」。運動して筋肉量が増えると、熱の産生量が効率よく増えて、体温も上がります。

お風呂に入る、腹巻きをする、温かいものを食べる、といったことも温活には大事ですが、それをしなければ、また冷えてしまいます。でも筋肉は、一度つけるとなかなか落ちない。自分の体の中から熱をつくる「発熱ボディ」になるわけで、非常に手っとり早いのです。

しかも筋肉の約75％は下半身についているため、下半身を動かすランニングは筋肉を鍛えるにはもってこい。しっかり走ろうと思ったら、足だけでなく腹筋や背筋、インナーマッスルや腕など全身の筋肉を使うことになりますから、効率的な運動ともいえますね。

では、ランニングで筋肉を鍛え、体を温めることでどのような影響があるのか、具体的に見ていきましょう。

血行促進で、健康＆美容効果が絶大！

私たちの体の健康は、すべて血流が関係しています。ランニングをすると血流がよくなり、たくさんの効果をもたらします。

❶体が元気になる

そもそもランニングで筋肉が増えると、毛細血管も増えます。血液は栄養素や酸素、水分を体じゅうに運びますが、熱も一緒に運んでくれるため、毛細血管が増えるほど血流によって体が温まり、冷えが改善されます。また、血流が体に必要なものを体の隅々まで運んでくれるおかげで、臓器は元気に働くことができますし、老廃物を回収できるのです。

❷キレイになる

毛細血管は指の先まで張りめぐらされているので、ランニングによって末端まで血液が行きわたると、肌はみずみずしく、髪の毛はつややかになります。

ランニングをすると顔が赤くなるのは、顔の皮膚の表面まで血液が届いているということ。これは一時的に血流量が増えている状態ですが、ふだんからランニングをしていると顔の毛細血管が増えて、血流量も常時多くなるため、いつも血色のよいイキイキとした顔になるのです。

私たちの肌に栄養を届けるのが血液なら、肌の老廃物を回収するのも血液。血行が悪いと肌に栄養が届かないため、皮膚はターンオーバーできず、くすんだりしわになったりします。

よく「水分をとっているのに肌がカサカサなんです」という人がいますが、これも血行の悪さが原因。血行が悪ければ水分や栄養は体に行きわたらず、肌はカサカサになるのです。肌が乾燥するとバリア機能を失い、やはりくすみやしわの原因に。

でも、ランニングで血行をよくすれば肌トラブルは改善し、肌はつやつやに。特にランニングは短時間で血行を促進しますから、デートや合コン前には、必ずランニングをするという女性もいるほどです。

また、東洋医学では「血が余ると髪になる」という考え方から、頭髪を「血余」といいます。血行がよくなると、髪はイキイキと元気になり、反対に血行が悪くなると白髪や抜け毛が増えることに。高い化粧品に頼らずとも、走ればキレイを手に入れることができるのです。

❸デトックス効果

血行が悪いと体の隅々に栄養が届かないだけでなく、老廃物はたまったまま。体の外に老廃物を出せず、肌荒れや体臭、便秘といったトラブルにつながります。

逆に血行がよくなると、体の中にたまった水分や老廃物を排出できるようになるため、むくみがとれるのはもちろん、便通も改善。ランニングで汗をかくことで、より老廃物をスムーズに出すことができます。

私はランニングを始めて数年後、ランニングに加えてサウナも習慣にしたのは、背中に吹き出物ができたことがきっかけでした。これこそ体内の老廃物がたまった結果ですから、汗をさらにかくべくサウナをプラスしたのです。

効果はてきめん。すぐに背中の吹き出物は消えて、すべすべの背中になりました。

東洋医学では、すべての肌トラブルは、余計な老廃物や水分が皮膚から漏れ出たものと考えます。ですから肌トラブルを解消するには、体を温めて汗をかくこと。ランニングなどの運動のほか、汗が出るまでゆっくり湯船につかることも大切です。サウナ浴や岩盤浴をプラスするのも、おすすめです。

❹婦人科系トラブルの解消

生理不順や生理痛、月経前症候群、更年期障害など、婦人科系の不調をかかえる女性にも、ランニングはイチ押しです。下半身の筋肉を鍛えると骨盤内の子宮や卵巣の血流もよくなり、乱れていたホルモンバランスが整ってくるからです。

そもそも婦人科系の不調の原因のほとんどは、「瘀血」です。先述したとおり、瘀血とは血液が滞っていること。生理痛や便秘などの慢性的な症状だけでなく、不妊症や不育症などのトラブルにつながりやすいため、油断できません。

しかし、ランニングで「血」と「気」のめぐりをよくすると瘀血が解消し、こうした不調も改善されます。

また月経前症候群や更年期障害でうつうつ、イライラするときは、気が滞る「気滞」の状態。その中でも、頭に血が上り、下半身が冷えている「昇症」です。上に上がった血を下に下ろすには、下半身を動かして血流量を増やすのが一番。だからこそランニングが有効なのです。

東洋医学では、更年期障害を「腎虚《じんきょ》」ととらえています。下半身の血流不足が原因で生命力が老化しているということです。

女性は閉経を迎えると、妊娠・出産の役目を終えることから卵巣や子宮への血流量が減ります。その分、血液が上半身に向かうので、のぼせやホットフラッシュ、肩こりが起こります。一方、下半身は冷えて、便秘や下痢、腰痛といったトラブルが起こることが。こうした更年期障害にも、やはりランニング。下半身の筋肉を鍛えると、全身に血がめぐり、症状がやわらぎます。

❺ストレス解消

第1章で読んでいただいたように、井上咲楽さんも私も「走ると気分がスッキリする」と意見が一致しました。これは「血」と「水」のめぐりがよくなり、「気」が動きだしたからです。

ランニングを始める前の私は、明らかに「気滞」でした。そして、気力も体力も限界に達して「走ってくる！」と家を飛び出したときは、まさに気が頭に上った「昇症」の状態。怒りでカーッとしていましたが、外に出て足を動かし走ったことで、頭に上っていた血液が下半身に向かいました。

エイッと走ることで血行がよくなり、滞っている気がめぐり、ストレスが一気に吹き飛ぶことを身をもって体験しています。

❻脳の働きを高める

私は走っているときは瞑想のように無になりますが、井上さんはよいアイデアが浮かぶとおっしゃっていました。ランニングは認知や判断、感情をつかさどる前頭前野や記憶を保持する海馬などの血流をよくするので、走るといいアイデアが浮かぶのはもっともなことなのです。

ですから、行き詰まったときに走るのはすごくいい。そこで浮かんだアイデアは、すでに理性的に判断されたものですから、それをもとにプランを立てると驚くほどスムーズに実現する可能性があります。

また、脳の血流がよくなるということは、認知症予防にもなるということです。お年寄りが認知症予防に手足を動かしましょうといわれますが、これは血流をよくするためなのです。

健康、美容、デトックス……ランニングで血行がよくなるといいことがいっぱい！

私たちの健康を支えるのは、血行です。

血行がよくなると、体の隅々まで栄養が行きわたるだけでなく、老廃物もしっかり回収してくれます。

代謝がアップしてやせやすい体に！

ランニングを継続すると、下半身の筋肉量が増加します。筋肉が増えて基礎代謝量（安静時に消費するエネルギー）がアップすると、熱産生量が増えて、血行を促進したり、脂肪を燃焼したりといった働きが活発化します。

その結果、太りにくく、やせやすい体になります。たまに食べすぎても、体重が激増することはなくなるでしょう。

しかし、ランニングを始めてすぐは、足がすごく肥大してスタイルが悪くなった感じがします。これは、もともとの足に脂肪がついたまま筋肉が発達したため。筋肉がついたことで、変な形になったように見えますが、継続してランニングしていくうちに脂肪はとれて、足は引き締まってきます。筋肉が欲しいエネルギーはすぐ近くの脂肪から使っていくので、そこから引き締まっていくのです。

筋肉がつくと体は重くなるので、体重自体は減りませんが、脂肪は減っているので、体全体がキュッと引き締まって見えます。また、内臓脂肪も減ってくるでしょう。

ダイエット目的で走るなら、体重ではなく、体脂肪に注目してください。

患者さんに「運動してくださいね」と言うと、運動が苦手な人は「運動をしてもおむすび1個分しか消費しないので、私はおむすび1個を我慢します」なんておっしゃいます。

確かに運動しても、消費されるカロリーはおむすび1個分です。ただ運動の目的は、カロリー消費ではなく、基礎代謝量をアップさせること。筋肉量を増やして、基礎代謝量が上がると、食べても太りにくい、やせ体質になれるのです。

もともと冷えている女性は、基礎代謝量が少なく、食べたものをエネルギーに変換しにくいため、やせにくい傾向にあります。

基礎代謝量は年齢とともに落ちていくため、若いときと食事の内容は変わっていないのに、年をとると太るのはそのため。とにかくやせたいなら、摂取カロリーを制限しながら基礎代謝量を上げること。そのためにはランニングで筋肉を増やして体温を上げましょう。体温が1度上がると、基礎代謝量は13%もアップします。

やせたいときは「バランスのよい食事をし、食事の量をぐっと減らし、ランニングする」と覚えておきましょう。でも、やせることを目標とせず、健康になることをポイントにしてほしいですね。

また、ランニングは食欲を抑える効果も期待できます。なぜならランニングをしているときは、交感神経が優位になるからです。交感神経は体を闘争モードにするもので、そのときの心身は緊張状態。空腹感を覚えません。「緊張して食事がのどを通らない」というのは、まさに交感神経が働いているからです。私自身、これだけ走ったのに、夕飯はこれだけで大丈夫なんだと思うときがあります。

一方、運動もせず家でダラダラしていると、さっきごはんを食べたのにまたおなかがすいてきた、と思ったりしませんか？　これは副交感神経が優位になって胃腸が働いているから。リラックスしているときほどおなかはすくし、おしっこや便も出るのです。

ついつい食べすぎてしまうときこそ、ランニングで食欲をコントロールするとよいでしょう。

筋肉が増えると基礎代謝量が増えて太りにくく、やせやすい体になる！

年齢とともに基礎代謝量は低下していくけれど、
筋肉を増やして体温を1度上げると、
基礎代謝量は13％もアップします。

ランニングで免疫力がぐんぐんアップ！

第2章でお伝えしたように、冷えは免疫力の低下につながります。逆に体を温め、体温が上がると免疫力はアップ。例えば、平熱（基礎体温）が35・5度の人が36・5度になれば、免疫力は30％上がり、かぜやインフルエンザ、新型コロナウイルスなどの感染症にかかりにくくなります。

さらにその人がランニングなどで汗をかくと、体温は平熱よりも1度上がることに。すると、一時的にではありますが、免疫細胞の動きが5〜6倍にもなるのです。「一日一汗」かくこと自体、免疫力を上げる時間をつくっているということです。ランニングなら一日一汗はラクラク達成できそうです。

とはいえ「なかなか汗がかけない」という人も多いです。汗を出す汗腺が衰えていることが原因ですが、ランニングを続けていくうちに、だんだん汗をかけるようになります。
サウナもそう。最初は汗が出なくても、出たり入ったりを繰り返すと、体が変わってきます。

「暑熱順化」という言葉があります。体が暑さに慣れるという意味です。
ひと昔前なら、5月、6月からだんだん暑さに慣れていき、汗をかけるようになってから夏を迎えたのに、今は5月のゴールデンウイーク頃から夏日が始まり、汗をかく間もなくいきなり暑くなります。それで体の中に熱がこもり、熱中症になってしまいます。

日本救急医学会も、熱中症予防のために汗をかける体づくりをしましょうと推奨しています。ぜひ5月頃から、20～30分歩く、お風呂につかるといったことを実践して、汗をかくようにしましょう。汗をかける体になれば、体温調節ができます。まさしく暑熱順化。走れば、もっと汗をかける体になれるでしょう。

また、免疫力を低下させる原因の一つにストレスがありますが、ランニングをすればストレスが発散できますし、よく眠れます。ぐっと深い睡眠は免疫力アップにつながります。

さらに、体全体の免疫細胞のうち7割が腸に存在しますから、免疫細胞を活性化させるには腸内環境を整える〝腸活〟がマスト。体を動かすことで血行が促進され、腸の動きをよくする効果もランニングにはあるのです。

体が温まると免疫力がアップ。感染症にかかりにくい健康体が手に入ります

体温が1度上がると、免疫力が5、6倍強化されます。
ランニングをすれば、体温が上がるだけでなく、
ストレス発散にもなって、免疫力低下を防ぎます。

ランニングを習慣にすれば若返り効果も⁉

「ペース・オブ・エイジング（Pace of Aging＝PoA）」という言葉を聞いたことはありますか。

これは老化のスピードを表す言葉。老化のスピードには個人差があり、予防・治療することで見た目の加齢速度をゆるやかにすることが可能とされており、アンチエイジングよりも一歩進んだ研究として今、話題を呼んでいます。

2024年に発表されたスタンフォード大学の研究チームの発表によれば、老化は加齢に伴って一定の速さで進むのではなく、老化をつかさどるタンパク質が急激に増える44歳と60歳を境に急激に進む可能性があるとのこと。

つまり、この時期に老化タンパク質の分泌を抑えられれば、エイジングのスピードを遅らせることができるということです。

また、アメリカのデューク大学が1972年から73年生まれの男女を対象に、内臓の機能や歯やコレステロールの状態などを26歳から45歳までの20年にわたって測定し、1年間にどれくらいの速度で老化（生物学的年齢）が進んだかを調べたところ、0・4歳しか年をとらない人もいれば、2・4歳とる人もいたことが明らかに。その差は1年間で2歳。ということは、10年で20歳の差が出るということです。加えて、生物学的年齢の進行が速い人ほど老けて見えたそう。

同じ遺伝子を持つ双子でも、片方は老けて見えるけれど、もう片方は若く見えるケースがあるように、結局、老化速度は遺伝要因が2～3割、環境要因が7～8割といわれています。そのカギとなるのが生活習慣です。

食事や栄養習慣などを整えることでペース・オブ・エイジングはゆるやかになると考えられていますが、運動もその重要な要素の一つ。ランニングを習慣にすることで、見た目年齢を巻き戻すことも期待できそうです。

自律神経が整い、ぐっすり眠って朝スッキリ！

交感神経が優位になったら、そのあとに休んで副交感神経が優位になる。私たちの自律神経は、このシーソーによって整います。

通常、昼間は交感神経優位で活動モード、夜は副交感神経優位でリラックスモードになるのが理想ですが、忙しい現代人は、この切りかえがうまくできない人が多いようです。

でもランニングは、この自律神経の調整にも有効です。走ることで交感神経の働きをしっかり上げると、揺り戻しで副交感神経もきちんと働くからです。

サウナで整うのも同じです。熱いサウナに入ると、交感神経が優位になりますが、水風呂に入って血管の収縮や拡張が起こると、副交感神経が優位になってニュートラルに戻る。

ランニングやサウナなどの発散系は、振り幅が大きい分、整い方のレベルもぐっと上がるため、夜もぐっすり眠れます。

よい睡眠をとることができれば、細胞がしっかりと修復されて、病気になりにくくなります。睡眠時間が5時間未満の人は7時間以上の人と比べると、かぜをひく確率が4倍以上という研究報告も（アメリカ・カルフォルニア大学）。必要な睡眠時間は個人差がありますが、理想は7時間。最低でも6時間。しかもぐっすり深く眠ることが大事です。ランニングをした日はぐっすり7時間眠れるはずです。

ただし寝る直前に走ると、交感神経が優位になり、かえって体を目覚めさせてしまうので、できれば就寝4時間前に走り終えておきましょう。
理想は朝ランニングです。というのも朝、日光を浴びてから14～15時間後に眠りホルモンである〝メラトニン〟の分泌がピークを迎えるからです。

たとえば朝6時にランニングで朝日を浴びると、夜8時か9時頃にはメラトニンが多く分泌されて、自然と眠けがやってきます。しかも朝から体を動かしているので、ほどよい疲れでスッと寝つけるでしょう。そして翌朝には、スッキリと目覚められるのです。

また、朝日を浴びると、幸せホルモンと呼ばれる〝セロトニン〟の分泌が促されるため、心は穏やかになります。しかもセロトニンは、メラトニンの材料にもなります。一日をハッピーに過ごせて、夜はぐっすり。朝ランの効き目、恐るべしです。

思い切り走って、しっかり休む。ランニングは自律神経を整えるのにも有効です

交感神経と副交感神経の振り幅の大きい
ランニングは、自律神経の整い方がレベル違い。
夜はぐっすり眠れて、朝の目覚めはスッキリ！

CHAPTER

第4章

Let's running!

今日から始めよう!
温活ランニング

ランニングの効用について理解したら、さっそく今日から走ってみましょう！
どのように始めたらいいのか、また、ランニングを習慣にするコツについてお伝えします。

まずスロージョギングから始めましょう

発熱ボディをつくるには、毎日か一日おきの30分のランニングを目指したいものです。とはいえ、これまであまり運動してこなかった人は、ゆっくり走るところから始めましょう。いきなり勢いよく走ると、体を痛めるおそれがあります。

まずは、走る前に念入りにストレッチすることから。アキレス腱のほか、おしりから太ももの裏側、膝裏周辺にあるハムストリングスを中心にほぐします。

最初の10分ぐらいはウオーキングでウオームアップ。それからゆっくりと走りだしましょう。最初は歩いているのか走っているのかわからないような、スロージョギングでOKです。

ランニングフォームは「姿勢を保つ」「肩の力を抜く」「腕は前後に振る」、この3点を意識すると、体に負荷がかかりません。特に腕をきちんと振ると、その反動で足が出やすくなります。

私自身、走っていると内股になりぎみ。内股になると変なところに負荷がかかってしまいますから、姿勢をまっすぐに保って走るように心がけています。

走るときはかかとから降りて、足裏全部を使い、つま先で蹴ります。重要なのは、前に出すときよりも後ろに送るとき。後ろにしっかり蹴ることで前に進みますから、かかとを軸に足の親指にぐっと力を入れて蹴るようにしましょう。

走り始めて体が温まってきたら、途中でまたストレッチを入れると、より筋肉が伸びやすくなります。外であれば、公園や川沿いの柵を利用して腕立てをしたり、足をのせて伸ばしたりするのもおすすめです。

30分程度のランニングなら、途中で水分補給をしなくても、走る前後でOK。それ以上走る人は持ち歩いて途中で飲みましょう。走り終わったあとは暑いので、最初の1杯は冷たいものを飲んでもOK。2杯目からは常温か、少し温かいものにするのがベストです。

走ることに慣れてきたら、徐々に距離を伸ばしたり、スピードを上げたりしていきます。

そして、ランニングを始めて「疲れた」となった日は、ぐっと休むこと。

そこから、また走って休む、走って休む、ということを繰り返していくと、だんだん体力がついてきます。

自分に合ったシューズ選びが肝

ランニングを始めると、ウエアやシューズ、アクセサリーなど専用のアイテムをそろえたくなります。専用のアイテムは機能的なものが多く、そろえ始めるといろいろ欲しくなりますが、自分に合ったシューズさえあれば、実はほかは何でもOK。とにかくシューズは大切です。

ポイントは、自分のかかとをしっかりホールドするものであること。ランニング中は地面に足がつくたびに、足の指の骨が大きく開きますが、かかとがしっかりホールドされていれば、その骨の開きが抑えられます。すると足首から膝、股関節、腰につながる下半身の負担を軽減することができるのです。

逆に、自分に合っていないシューズだと、下半身に痛みが出やすくなります。専門店でしっかりと計測して、自分の足にぴったりなものをつくってもらいましょう。自分に合うシューズだと、本当に走りやすいですよ！

ランニングウエアをそろえたいときは、フィット感や伸縮性にすぐれた薄手のものを選んで。スウェットなどダボッとした厚手のものは走りにくいです。

ボトムスは、膝に負担のかからない設計のランニングスパッツが、走っていて楽。冬は裏起毛のスパッツも暖かくておすすめです。私は、その上にレッグウォーマーをはいて手袋もしますが、そうすると早く温まり、断然走りやすくなります。

また、私は外を走るときは紫外線防止に帽子をかぶっていますが、ジムで走るときはヘアバンドをしています。これは汗だれ防止とイヤホンのズレ防止のため。私の場合、どこからこんなに汗が出てくるんだろうというぐらい汗をかくので、走るときにはマストです。

ランニンググッズは、種類もデザインも本当にたくさんありますし、どれも非常に機能性が高いので持っていれば重宝しますが、形から入る必要はありません。初心者のかたは、できるだけ早く走り始めることを優先して。

発熱ボディをつくるなら、毎日か一日おきに30分のランニングを習慣にしましょう

いきなり勢いよく走るのはNG。
最初は念入りにストレッチし、ゆっくり走り始めましょう。
自分の足に合うシューズを選べば、ラクに走れます。

外ランと中ラン、メリットはそれぞれ

屋外を走る〝外ランニング〟がいいか、スポーツジムでランニングマシンを使って走る〝中ランニング〟がいいか。よく聞かれます。

私自身、今は中ランニングのほうが多いですが、以前は外ランニングでした。どちらも一長一短があります。

外ランニングのいいところは、なんといっても景色が楽しめるところ。晴れていても曇っていても、雨が降っていても、どんな天気でもきれいですし、空を見上げれば、夕日や星、月、足元に目をやれば、花が咲いていて、緑も気持ちいい。公園に行けば、土のにおいも風も心地よく感じます。季節ごとにそれが移り変わり、本当に楽しいですね。

また、太陽に当たることで体にビタミンDがつくられます。ビタミンDは、骨を強くし、免疫力アップにもつながる栄養素。骨粗しょう症を予防します。紫外線の害が気になるところですが、日焼け止めを塗ったうえで、日差しの強くない時間に走れば、それほど心配しなくても大丈夫です。

外ランニングのデメリットは、やはり気候に左右されることでしょうか。冬場の北からの向かい風は、走っているのに前に進んでいない。鼻水や涙でぐしょぐしょになる。夏は夏で、汗なのか脂なのか、もう全身がべたべたぐちゃぐちゃ。冬の場合、最初は寒くても走っているうちにだんだん温かくなってきますが、夏は最初から最後まできついですね。

中ランニングの場合は、まずそういった天候に振り回されることがないのが最大のメリットです。冷暖房完備の快適な環境で走れますからね。

機械を操作すれば、自分で負荷をコントロールできるのもいい。速さや距離などを数字で確認できると励みになります。また、ほかのエクササイズマシンを使うことができたり、トレーナーから自分に合う運動の仕方のアドバイスをもらったりできるのもジムの利点。

とはいえ中ランニングには、景色を眺めたり、太陽に当たったりするという楽しみはありません。移動の手間や費用がかかるのもデメリットといえるでしょう。

ふだんは外ランニング、夏や冬など気候が厳しいときは中ランニング、とうまく組み合わせるといいかもしれませんね。

景色を楽しめるのが外ランニングの魅力。気候が厳しいときは中ランニングで。

外ランと中ラン（スポーツジム）、それぞれにメリット、デメリットがあるので、自分の好みやライフスタイルで選びましょう。組み合わせるのも手。

下半身の筋トレプラスでランニング効果アップ

ランニングにちょっとした運動をプラスすると、さらに温活効果がアップします。ぜひあわせてトライしてみてください。

まずは、下半身の筋力トレーニング（筋トレ）から。筋肉量がさらに増えて、ますます体を温めます。

下半身の筋肉を強くしておくと、膝の痛みが出にくくなるメリットもあります。たとえば、よくある膝の痛みに「変形性膝関節症」がありますが、これは膝関節の骨と骨の間にある軟骨がすり減ったり、骨が変形したりして痛みを引き起こす病気。下半身の筋肉を鍛えておけば、本来の骨の位置を正しくキープできて、病気を予防できます。

おすすめの筋トレを3つ、ご紹介しましょう。

●スクワット

下半身の筋肉を大きく動かすのに効果的。30回を目安に行いましょう。一日の中で10回、10回、10回と分けてもOKです。

①肩幅よりやや広めに足を開いて立ち、両手は頭の後ろへ。
②息を吸いながらしゃがみ、息を吐きながら立ち上がる。

●ダイナミックフラミンゴ療法

フラミンゴのように1分間、片足立ちをするだけで、約50分歩いたのと同じ負荷があるというスゴイ筋トレです。たったこれだけで筋肉が強くなりますから、気がついたらすぐにやってほしいですね。

① 壁を右にして立ち、右手を壁につける。

②そのまま右足を床から5㎝程度上げて、1分間キープ。
③左右を入れかえて行う。

●もも上げ運動

太ももを上に引き上げるだけのシンプルな運動です。グラグラする場合は壁や椅子などにつかまりましょう。
①背筋を伸ばして、太ももが床と平行になるくらいまで引き上げる。
②反対の太ももをアップ。左右交互に10回を5〜10セット行う。

筋肉は負荷をかけるほど発達するので「ちょっとつらいな」と感じるまで行うのがコツ。負荷をかけるには、回数を増やす、おもりをつけるといった工夫をするとよいでしょう。

ちょっとしたすき間時間に、ながら筋トレを

ランニングを日課にしながら、気づいたときにながら筋トレをすると、運動量が増えて筋肉量がアップします。

たとえば、掃除機をかけながら足を前後に大きく開く、エレベーターを待っている間はスクワットや壁腕立て伏せ、電車に乗っているときはつま先立ち……など、家事や待ち時間、移動時間も〝ちょい筋トレ〟タイムにしてしまいましょう。

もちろん移動は、車を使わず徒歩か自転車で。階段も積極的に使いたいですね。

●エレベーター内で壁腕立て伏せ

エレベーターの壁を利用して筋トレします。壁に両手を当てて、ひじを曲げたり伸ばしたりしてみて。

●電車の中でつま先立ち

電車に乗ったら、座らずつま先立ちで。ふくらはぎが引き締まり、血行促進に。

●掃除をしながらランジ

掃除機をかけるときに、足を前後に大きく開き、背筋を伸ばした状態で重心を下げ、足に負荷をかけましょう。

ストレッチで血行をさらに促して

筋肉をほぐして血行をアップさせるストレッチは、ランニングと組み合わせると温活効果が高まるだけでなく、ケガ予防にもなります。先述したように、走る前や途中には、アキレス腱やハムストリングスをよく伸ばしておきましょう。

また、朝起きたときと夜お風呂上がりに行うのもおすすめ。朝のストレッチは交感神経を優位にして活動モード、夜のストレッチは副交感神経を優位にしてリラックスモード、とスムーズにスイッチを切りかえる役目を果たします。

●股関節のストレッチ

床に座った状態で膝を曲げ、足をつかんで両方の足裏を合わせる。そのまま両膝が床につくように上体を前傾させる。4、5回繰り返す。

●全身のストレッチ

あおむけになり、両手はバンザイ。全身を上下に思い切り伸ばし、伸ばしたら一気に脱力。スッキリするまで数回繰り返す。

筋肉痛になったら「筋膜リリース」

ランニングや筋トレを始めると筋肉痛になることがあります。筋肉痛を緩和するには、筋肉をおおう〝筋膜〟をゆるませる「筋膜リリース」をするといいですね。筋膜をゆるめると、その下の筋肉や骨盤、骨まで正しい位置に戻すことができるのです。

専門家にケアしてもらうのもいいですし、筋膜ローラーなどを活用して、自分でケアするのも問題なし。やってみて気持ちよければ、自分に合っているということです。

いくら理論的に正しかったり、人からすすめられたりしても、自分に合う合わないがありますから、やってみて調子のいいものだけを選んでいくことが、非常に大事になります。

ストレス冷えにも効く腹式呼吸

ストレスは血行を悪くし、体を冷やす原因の一つ。特にストレスを感じるときは、走り終わったあとに腹式呼吸で副交感神経を優位にさせましょう。

まずは、あおむけに寝て目を閉じます。おなかをふくらませ、鼻からゆっくり息を吸い込んだら、おなかをへこませながら時間をかけて口からゆっくり吐き切ります。ポイントは、吐く息を長くすること。おなかの上に手をおくとおなかに意識が向きやすくなります。

深い呼吸で、体はゆったりとリラックスできるはずです。

ランニングに、筋トレやストレッチ、呼吸法をプラスすると温活効果はさらに高まる！

ふだんのランニングにちょっとした運動をプラスすると、温活効果はもちろん、ケガ予防やリラックスにつながります。日常の流れの中にうまくとり入れましょう。

ランニングを習慣にするコツとは

ランニングが習慣になってくると、自分自身の体の変化に敏感になり、日々の体調管理にも役立ちます。

私自身、走っていて「体が重いな」と感じるときは、前日にお酒を飲みすぎて体に水がたまっているとき。会食で肉を食べたりすると「足が前に進まない」と感じることもあります。これは肉を消化するために血液が胃腸に集中し、足に血液がいっていないから。こうした変化は、毎日同じ時間に走っているからこそ気づくことができるのです。

ランニングを習慣化するには、まず走る時間帯と場所を決めてしまいましょう。

朝、出勤前に公園を走るのもいいし、昼休みに職場の近くを走るのもいい。仕事が終わってから夜、街の中を走るのもいい。気候のいいときは外、暑い夏や寒い冬はジムと使い分けてもいい。その時々の体調や環境やライフスタイルに合わせて変えてもいいので、まずは1週間、トライしてみて。

大切なのはルーティンにすることです。「空いている時間ができたら走ろう」では、永遠に時間はできません。仕事や家事や子どもの学校の行事……、日々やらなければならないことに追われ、「ま、今日はしかたがない。明日にしよう」になりがちでは？　時間帯と場所を決めるところから始めましょう。

週に2回ランニングできるようになれば、習慣化の第一歩。「走らないと気持ち悪い」となったらしめたもの。ランニング習慣が定着しているサインです。

習慣化のコツとして「記録する」「目標を決める」のもおすすめです。

私の友人は、スマートウオッチで運動の時間から運動量、消費カロリーまで記録していて、それがモチベーションアップになっているとか。1カ月でどれぐらい走ったか見える化できるので、振り返って「今月はあと○㎞走らないと」「来月はもっとがんばろう」なんて思うことができるようです。

井上さんのように「次のマラソンでタイムを更新しよう」と目標を決めるのもいいですね。半年後に10㎞走れるようになろう、ハーフマラソンに挑戦しようと、目指すものがあるとやる気がわいてきます。

まだ走ったことのない人からは、「朝、わざわざメイクをしたり、ヘアを整えたりするのが面倒で……」なんて声もよく聞きますが、それは走るのが面倒なだけの言い訳。私も朝ランのときは日焼け止めを塗るだけのすっぴんで走ることもしょっちゅうでした。帽子をかぶったりサングラスで顔を隠してしまえば、ご近所の目も気になりませんよ。

シューズだけそろえれば、手持ちのTシャツとジャージーでも十分だし、なんなら普通の服装だってかまわない。頭で考える前に、とにかく走りだしてしまいましょう。

「面倒くさい」と思ったときは、町内のブロック1周でいいや、5分でいいや、イヤなら帰ってこよう、半分歩いちゃおう、そこからでいいと思います。「とても走る気になれない」ときは、歩くだけでもOKです。すぐに帰ってくるつもりで出ても、意外に、「あれ？　ちょっと気持ちいいかも」「もう少し行ってこようかな」となるものです。

時間がなくて面倒だなと思うことは、私にもしょっちゅうあります。最初の10分は気分がのらない。もう今日はやめようかなと思っても、10分過ぎると結局、いつもどおり最後まで走ることが多いんです。それで帰ってくると、必ずスッキリして気持ちがいい。行ってよかったなって思うんです。

でも、とにかくがんばらなきゃいけない、何分で走らないと、何キロ走らないと、ということを決めると、自分にストレスをかけてしまうだけ。ランニングを続けるためには、無理せず小さなステップで進めることも大切です。

走る時間帯と場所を決めて習慣に。「走らないと気持ち悪い」となったら、定着したサイン

ランニングが習慣になると体調管理にも役立ちます。

習慣化するには、しくみ化が重要。

面倒くさくても、とりあえず外に出ることから始めて。

CHAPTER

第5章

Let's running!

運動だけじゃない！トライすべき温活法

根本的に冷えを改善するには、運動で筋肉を増やすこと。ランニングなら効率的に筋肉量を増やせることは、これまでお伝えしてきました。

ここでは運動以外に重要な温活術、「入浴」「腹巻き」「食事」について、お話しします。

「湯船につかる」を毎日の習慣に

暑い時期でもシャワーですまさず「お風呂」に入ることとは、温活の基本中の基本。ぜひ湯船につかってください。

一人暮らしだと、お湯をためて湯船につかるのは面倒に思いがちですが、湯船につかると体の芯から温まり、疲れもとれて、よく眠れます。いい効果がたくさんあります。

長く入る必要はありませんが、体が温まるまでは入りましょう。その目安は、汗がプツプツと出るまで。汗が出たら、体温が1度上がった証拠です。たいていの人は、40～41度のお湯に10～15分つかると、プツプツ汗が出てくるでしょう。

しかも、ランニングしてからお風呂に入ると、すでに体が温まっているので、効果も早く出ます。走ることで出た疲労物質もよく流してくれるので、一石何鳥にもなります。ただし、42度以上の熱いお風呂に5分以上入るのは逆効果。交感神経が優位になり、心身が緊張して眠れなくなる可能性が。かえって疲れるだけになり、十分な温浴効果も期待できないので注意しましょう。特に寝る前には、ぬるめのお湯に入ることをおすすめします。

お風呂で血行がよくなったあとにストレッチをすると、さらに効果アップ。老廃物や余分な水分の排泄をより促します。

自分好みの入浴剤でバスタイムをより楽しく

お風呂に入るときは薬湯や入浴剤を活用することもおすすめ。温熱効果が高まるだけではなく、香りを楽しむこともでき、心身ともに疲れが癒やされるので、その日の気分で使い分けて。

●塩風呂

湯船にあら塩などをひとつかみ入れると、血行が促進されます。汗もドバッと出てくるでしょう。また、ナトリウムイオンが皮脂にくっつき、皮膚表面にベール（塩類被膜）を作るため、保温効果も高まります。ぜひ大袋で用意しておいてください。

●しょうが風呂

生のしょうが1個をスライスして、そのまま湯船に入れるか、皮ごとすりおろして布袋に入れてから湯船に入れるか、どちらでもOK。足湯だけでもぽかぽかに。かぜ予防にも効果的です。

●ミント風呂

生のミントの葉を布袋に入れて湯船に浮かべると、スーッとしたさわやかな香りが広がります。頭がスッキリして、リラックス効果アップ。ストレスがたまっているなと感じたときにぜひ。

●ゆず風呂

昔から、冬至の日にゆず湯に入る風習がありますね。ゆずを半分にカットし、湯船に入れましょう。血行をよくし、体をポカポカにします。みかんの皮やレモンの皮などもおすすめ。

●炭酸風呂

炭酸系の入浴剤を入れると、血行促進にテキメン。ランニング後に体から出た疲労物質を素早く流してくれるでしょう。

短時間でも芯まで温まる入浴法にトライ！

忙しくて時間がないけれど、お風呂でしっかり温まりたいという人は、次の方法がおすすめです。

①３-３-３入浴法

42度以上のお湯に、肩まで3分つかる

↓

湯船から出て3分間、体や頭を洗いながら体を冷やすこれを、3回繰り返すのが「3－3－3入浴法」です。トータル9分しか湯船につからないのに、軽い運動に匹敵するもの。汗もたっぷり出ます。

「今日はランニングができなかった」という日は、3－3－3入浴法をぜひ。

②温冷浴

42度以上のお湯に、肩まで1、2分つかる

↓

湯船から上がり、約20度の冷水を30秒浴びる。

これを数回繰り返します。

〝温〟と〝冷〟を交互に行うことで、血管は拡張と収縮を繰り返し、仕上げの冷水で血管をキュッと引き締める。この方法によって体は芯から温まり、お風呂上がりも冷えにくくなります。湯冷めをしやすい冬に向いています。

ランニング後のサウナは最強！

本気で冷えを解消するなら、ランニングにサウナ浴を組み合わせると最強です。私もサウナが大好き。先にお話ししたとおり、ランニング↓サウナが日課になっています。そのやり方は……

●サウナに5〜10分入る

このとき、水でぬらしたタオルで頭と顔をおおい、呼吸は口で行います。上に行くほど温度が高いので、まずは床に近い場所に座りましょう。慣れないうちは、短めの時間から始めて。

↓

●サウナから出たら30秒〜1分、水風呂に入るか冷水シャワーを浴びる

ぬるめのシャワーをかけることから始め、慣れたら冷水にチャレンジを。

4、5回繰り返すと汗がたっぷり出て、体の中から温まります。自律神経を整えるにもサウナ浴はおすすめです。

ただしサウナから出たら、必ず塩をなめたり、みそ汁を飲んだりして、塩分補給をしてください。塩分が不足すると、冷えを感じます。

時間があるときには、岩盤浴もおすすめです。遠赤外線が体の奥まで届いて、芯から温めてくれます。入ってすぐには汗が出ませんが、20分ぐらいたつと、滝のように汗が流れ出てきます。デトックス効果が高く、夜もぐっすり眠れるでしょう。

湯船につかって、プップツ汗が出てきたら、体が温まった証拠。忙しいときは時短入浴法を試してみて

40〜41度のお湯に10〜15分つかると、プップツ汗が出てきます。

「3-3-3入浴法」「温冷浴」「サウナ浴」などの時短入浴法も、手軽ながら効果抜群。

外側から温めるなら「腹巻き」は必需品

胃腸や腎臓などの臓器、子宮や卵巣などの生殖器、これら大切な器官が集まるおなかを「腹巻き」で温めると血行を促進し、体温アップにつながります。

たとえば、腸には全身の免疫細胞の約7割が存在していますが、腸の働きがよくなれば免疫力もアップ。女性ホルモンのバランスも整うでしょう。

基本的に走るときは、腹巻きははずしてＯＫですが、井上さんのようにトレイルランなど長距離を走るときは、薄手のものを一枚つけておくと、胃腸を冷やさずにすみます。

理想は、24時間365日つけること。夏はさらっとした素材のものを、寝るときは締めつけないものを。インナーの上よりも、地肌に直接つけるほうが保温効果は高まりますので、肌ざわりのよい素材を選びましょう。

●腹巻きをつける6つのメリット

①腸を温めることで免疫力がアップし、病気予防に
②おなかを温めることで、効果的な体温アップ
③血流がよくなると基礎代謝が上がり、太りにくい体になる
④腸の動きが活発になり、便通が改善し、腸内環境がよくなる
⑤女性ホルモンの分泌がアップ。婦人科疾患の予防になる
⑥質のよい睡眠が実現し、体調が整う
⑦腎臓の血流がよくなり、尿の出もよくなって、むくみを改善

冬場はピンポイントで温められるカイロを

寒さや冷えを感じたときは、すぐに温められる使い捨てカイロを活用しましょう。おなかや腰など冷えを感じる部分にピンポイントで貼ることができて、一度貼

ると長時間温かさが持続するのもいいところです。

カイロを貼るおすすめの場所は、次の3カ所。まず体の中心にあるおなかに貼ると、体全体がじんわり温まります。素肌に貼るのではなく、服の上から貼るようにしましょう。

●カイロを貼る場所

①おなか

おへその下には冷え改善のツボが集まっています。へそ下6〜7㎝に貼って。特に冷えぎみの人は、腹巻きの上から貼るとさらにポカポカに。

②背中

左右の肩甲骨の間に貼ると、肩や首まわりのこわばりがとれます。

③腰

骨盤の中央にある「仙骨」を温めると、骨盤内の血流がアップ。

骨盤の仙骨あたりに貼ると、全身の血行を促します。足首に貼るタイプや靴に入れるタイプもあるので、自分の冷えに応じて使い分けるとよいでしょう。

座りっぱなしの人は椅子の座面にカイロを貼って、その上に座ると下からじわじわ温まって温活効果絶大です。

同様の効果を期待できるのが「よもぎ温座パット」。ナプキンのような専用パッドとショーツの間に発熱体を入れて貼ると、温かさがダイレクトにおなかに届き、体の芯からポカポカになります。思わず「ふぅ」とため息がもれるほど気持ちよくて、個人的にも大好きなアイテムです。

おなかにも足元にも！「湯たんぽ」は活用度大

じんわり心地よく温かさが持続する「湯たんぽ」は、家でもオフィスでも活用してほしいアイテムです。

寒い日の日中は太ももの上にのせたり、腰やおなかに当てたり。特に大きな筋肉のある太ももにおくと、効率的に血行を促進します。オフィスなら足元において足をのせるのもよいでしょう。

夜寝るときは布団にイン！　ホカホカで朝までぐっすり眠れます。

湯たんぽには、昔ながらの熱湯を入れるタイプのほか、レンジでチンするタイプ、持ち歩きに便利なミニタイプなど、さまざまな種類があります。

空いたペットボトルに40〜50度のお湯を入れれば、湯たんぽがわりになります。足元におくのもいいし、手に持つと、かじかんだ手元も温まるでしょう。

温活ファッションは「頭寒足熱」に決まり

冷えを防ぐには、一年じゅう肌の露出や薄着を避けたいもの。温活ファッションの基本は、下半身を温める「頭寒足熱」スタイルです。腹巻きをして、スパッツやレギンスをはくとよいでしょう。

季節の変わり目は、ストールやカーディガンを持ち歩き、冷えに備えて。夏場の冷房対策にも役立ちます。

首が冷えると、全身が冷えやすくなるので、「首」「手首」「足首」の3カ所を重点的に温めるのがコツ。首にはマフラーやストール、手首には手袋やリストウオーマー、足首にはソックスやレッグウオーマーなどをプラスしましょう。

靴下やレギンスは、体を締めつけすぎないものを選んで。

腹巻きは体の大切な器官が集まるおなかをまるっと温める無敵のアイテム。冷えが強いときはカイロで温め強化！

腹巻きでおなかを温めると、血行促進、体温アップ、免疫力アップに。

カイロはおなかや背中、腰に貼ると冷えやこりがやわらぎます。

寒暖の差が激しい季節には、温度調節に羽織りものを忘れずに。

体を温める食べ物の筆頭は「しょうが」

温活の4つの柱、最後は「食事」です。まずは最強の温活食材「しょうが」について。

血行促進や新陳代謝を高めるしょうがは、漢方薬の7割に入っているスーパー食材です。ぜひ積極的にとりましょう。生のしょうがにも「ジンゲロール」という温め成分が含まれますが、加熱すると「ショウガオール」という成分に変わり、さらに温め効果がパワーアップします。

●生のしょうが成分「ジンゲロール」の効能

・血行を促して体を温める
・抗炎症作用

・免疫力を高める
・頭痛や吐きけを抑える
・生活習慣病の予防　など

●加熱したしょうが成分「ショウガオール」の効能

・ダイエット効果
・血行促進効果
・免疫力を高める
・抗酸化作用
・消化吸収能力を高める
・殺菌・解毒作用
・体内の脂肪燃焼を促進　など

温め成分の効果を発揮させるためにも、生のしょうがは熱いものに入れるか、乾燥させて粉末にして使うとよいでしょう。

私は毎日のように、温かい紅茶にすりおろししょうがを入れた「しょうが紅茶」を飲んでいます。発酵食品である紅茶にしょうがを入れると、体を温める作用はもちろん利尿作用が働き、さまざまな老廃物がスムーズに排出されます。便秘や肩こり、頭痛の解消といった効果も期待できるのです。

甘みが欲しいときは、黒砂糖かはちみつを足しています。

「蒸ししょうがパウダー」もおすすめ。生のしょうがを蒸して乾燥させると、ショウガオールが10倍に増えてパワーアップ。作り方は簡単です。時間があるときに、ぜひ試してみてください。

●蒸しょうがパウダーの作り方

①皮つきのしょうがは1㎜厚さの薄切りにする。できるだけ薄く切ると乾燥も早い。

↓

②蒸し器で30分蒸したあと、ざるに広げて乾燥させる。オーブンなら100度で60〜90分加熱。干からびるまで時間をかげんすること。

↓

③乾燥させたしょうがはミルで粉末に。3カ月はもつ。

粉末なので、外出先に持ち歩くにも便利。飲み物やみそ汁、スープを飲むときに、粉末しょうがをちょい足しすると、簡単にしょうがをとることができます。

そのほか、しょうがのアレンジレシピをご紹介しましょう。

●酢しょうが

（材料）しょうが２００g、酢（穀物酢）２００〜３００㎖、はちみつ大さじ１

（作り方）

①しょうがは洗い、皮ごとみじん切りにする。

②耐熱容器に入れて、電子レンジ（６００W）で1分30秒加熱し、あら熱をとる。

③清潔な保存容器に②を移し、酢を注ぎ、はちみつを加えて混ぜる。

④冷蔵庫室に一晩おいて完成。薬味やたれに活用して。

●しょうがみりん

（材料）しょうが１００g、本みりん２００㎖

（作り方）

①しょうがは皮をむき、すりおろす。

②鍋に①とみりんを入れて中火にかけ、煮立ったら弱火にして約8分煮る。

③冷めたら清潔な保存容器に移して完成。料理の風味づけやお菓子の材料としてもおすすめ。

●ジンジャーシロップ

（材料）しょうが300g、きび糖300g、水300㎖、シナモン（スティック）1本

（作り方）

①しょうがは、繊維を断つように薄切りにする。

②鍋にしょうがと、きび糖を入れ、1時間室温におく。

③しょうがから水分が出たら、水とシナモンを加えて、中火にかける。

④ひと煮立ちして、アクが出たらとり除き、弱火で約30分煮る。

⑤ざるでこし、あら熱がとれたら、清潔な保存容器に移し、冷蔵室で保管する。炭酸水で割ると、ジンジャーエールに。

●オリーブしょうが

（材料）しょうが３００g、エキストラバージンオリーブオイル３５０g

（作り方）

①しょうがは洗い、皮ごとみじん切りにする。

②鍋にしょうがを入れて、しょうががつかるようにオリーブオイルを加える。

③ごく弱火で10分煮る。しょうがが焦げないように注意する。

④そのまま冷まし、清潔な保存びんに移す。パスタソースやドレッシング、おひたしなどに幅広く使える。

●しょうがのみそ漬け

（材料）しょうが２００g、みそ適量

（作り方）

①しょうがは洗い、皮ごと1～2㎜厚さの薄切りにする。

②ファスナーつきの保存袋に、①とみそを入れて、袋の上からよくもみ込み、1時間おく。

③食べるときは、みそをぬぐって細切りやみじん切りにする。おつまみやごはんのお供にぴったり。

しょうがの効能は3時間程度ですから、一日の中でこまめにとるのがポイントです。

一日20gを目標として、生のしょうがなら親指2本分。粉末なら一日2gなので、1円玉2個分を目安にとりましょう。

体を冷やす食べ物と、体を温める食べ物

食べ物で温活するなら、知っておきたいのが漢方の「陰陽論」。冷え性の人は

「陰性体質」、体の温かい人は「陽性体質」とされているように、食べ物にも体を冷やす「陰性食品」と、体を温める「陽性食品」があります。冷えを改善し、体温を上げるには「陽性食品」を積極的にとることがカギになります。

陰性食品と陽性食品は「色」「季節」「とれる場所」で見分けられます。つまり陰性食品は、青、白、緑、夏が旬で、南でとれます。一方、陽性食品は赤、黒、橙色、冬が旬で、北でとれます。

ただし、陰性食品もひと工夫すれば、陽性食品に変えられます。たとえば、陰のきゅうりに陽のみそ、陰の豆乳に陽の黒砂糖、陰のすいかに陽の塩といったぐあいです。組み合わせを工夫しながら食べるのも楽しい！

●体を冷やす「陰性食品」

（炭水化物）うどん、白米、白パン

（野菜）葉野菜、なす、きゅうり、大根、もやし、トマト

（果物）バナナ、パイナップル、グレープフルーツ、マンゴー、キウイ、すいか、メロン
（タンパク質）白身の魚肉、豆乳、豆腐、白ごま
（酒・飲み物）白ワイン、ビール、緑茶、コーヒー
（調味料）酢、マヨネーズ、白砂糖

●体を温める「陽性食品」

（炭水化物）そば、玄米、黒パン
（野菜）にんじん、ごぼうなどの根菜類、かぼちゃ
（果物）りんご、さくらんぼ、ぶどう、プルーン
（タンパク質）赤身の魚肉、納豆、黒ごま
（酒・飲み物）赤ワイン、黒ビール、梅酒など、紅茶、ココア
（調味料）塩、みそ、しょうゆ、黒砂糖

女性に特におすすめ！　色の濃い食材で鉄分補給

ランニングを始めたら、鉄分不足には要注意です。汗と一緒にミネラルも出ていくので、走るほど鉄分不足に陥ってしまいます。

意識してほしいのは、色の濃い食材。レバーや魚の血合い、あずき、納豆、黒ごま、黒豆、ほうれんそう、小松菜など「鉄の色」に近い食材を積極的にとるようにしましょう。

また、小腹がすいたときも、色の濃いおやつを選びましょう。ドライフルーツは腹もちがよくて、ミネラルが豊富。血糖値がすぐに上がるので、空腹感によるドカ食いも抑えられます。ココアや黒糖、黒あめ、高カカオチョコレートも、栄養価が豊富です。

反対にケーキやシュークリーム、パンケーキなど、白くてふわふわしたものは体を冷やします。コンビニでスイーツを買いたくなったら、洋菓子よりも和菓子を選ぶとよいですね。

免疫力を上げるには腸活食材がマスト

先述したように、温活と腸活は切っても切れない関係にあります。

免疫細胞を活性化させるには、なるべくよい腸内環境をつくること。腸内に存在する腸内細菌は、腸の働きをよくする「善玉菌」、腸の働きを鈍くする「悪玉菌」、どちらか優勢のほうに傾く「日和見菌」の3つがありますが、できるだけ善玉菌を増やすことが腸内環境を良好にするカギです。

善玉菌を増やすには、発酵食品に含まれる乳酸菌などの善玉菌をとるのはもちろん、善玉菌のエサになる食物繊維やオリゴ糖も一緒にとること。そうすると、腸内の善玉菌が倍増し、腸内環境がよくなります。

ズバリ、「発酵食品」と「食物繊維」をダブルでとることが大事なのです。

発酵食品には、納豆やヨーグルト、ぬか漬けなどがありますが、イチ押しは「みそ」です。みそには、善玉菌とそのエサとなるオリゴ糖のほか、血行や代謝を促進するビタミンEやビタミンB群、強い抗酸化作用を持つメラノイジンなども含まれています。

井上さんもお話しされていたように、ランナーにとっても、失われた塩分を補うのにみそ汁はぴったり。豚肉や根菜類、海藻など、具だくさんにして、たっぷり食べましょう。冬場は、みそ味の鍋にするとよいでしょう。

また、腸活&免疫力アップに、毎朝の習慣にしてほしいのが私が生後6カ月から飲み続けている「にんじんりんごジュース」です。

食物繊維やビタミン、ミネラル、糖分を効率よく吸収できて、体調に合わせてアレンジも自在。たとえば便秘がひどいならほうれんそう、疲れているときは玉ねぎ、かぜぎみのときは大根をプラスすると、すぐに不調が解消するでしょう。

作り方は簡単。にんじん2本、りんご1個、しょうが1かけをすべて皮ごとジューサーにかけるだけです。

そもそも朝は排泄の時間ですから、このジュースだけで昼まで何も食べなくてもOKです。実は一日3食とる現代人の食生活は、少ない運動量のわりに高カロリー。胃腸を酷使するので、ときどき断食して胃腸を休ませると、自然治癒力がアップし、何より温活になります。体内の老廃物を出し切ることで、血行がよくなります。

本来の断食は1週間行いますが、半日や1日でも効果あり。断食中の水分補給にも、にんじんりんごジュースはぴったり。ちょっと食べすぎたなというときは、断食にトライしてみるのもありでしょう。

そのほか、腸活&免疫力アップ食材として、有効なのがきのこ類です。水溶性食物繊維と不溶性食物繊維の両方をたっぷり含み、善玉菌のエサになります。また、きくらげなどに多く含まれるビタミンDは、カルシウムの吸収を助けるのはもちろん、免疫力の向上にも作用します。みそ汁やスープ、鍋物など、いろいろな料理にとり入れましょう。

そして腸内環境を整えるなら、酢の活用も欠かせません。酢の酸味や刺激臭は、胃酸分泌を促し、腸を刺激して、便を排出するぜん動運動を活発化させます。また酢は食品中のカルシウムを分解し、吸収力を高める働きもあります。汁物にスプーン1杯を足すと、ますます温活になるはずです。

ドリンクにスパイスや薬味をちょい足し

毎日飲む白湯《さゆ》やコーヒー、みそ汁にスパイスや薬味をちょい足しすると、温活効果がアップします。

白湯にしょうが、コーヒーにはシナモンやナツメグ、みそ汁には、七味やねぎなどをプラスすると、体がポカポカに温まります。

薬味の中でも、七味やねぎのほかに、にんにく、しょうが、こしょう、さんしょうなども、胃腸の働きを促し、消化吸収をサポートしてくれます。みそ汁だけでなく、うどんやそば、鍋物などにも入れて積極的にとりましょう。

ただし汗をかくほど辛くすると、汗で体を冷やすため、汗をかかない程度の辛さに調節しましょう。

毎日の食事に、体を温める食材をとり入れて。冷え性の人は陽性食品を積極的に

冷たいものを食べたり飲んだりすると、胃腸が冷えて機能を低下させる危険が。夏でも温かい料理やドリンクを選び、冷え性の人はできるだけ陽性食品をとるようにして。

おわりに

最後まで読んでいただき、ありがとうございます。

この本では、温活ランニングについてお話ししましたが、そもそも私たち人間は走る動物です。

アキレス腱のある動物は「走る動物」といわれますが、私たちもまさにアキレス腱を持っていて、太古の昔から、狩りをし、敵から逃げてと、常に走ってきました。ですから私たち人間にとって走ることは、本能なのです。

それが、いつしか座りっぱなしで、走るどころか、ほとんど動かなくなってしまった。一日じゅうパソコンの前にいて、頭や目は疲れているのに、体は疲れていないから眠りが浅い。
深く眠れないから、次の日も疲れがたまったままで免疫力は低下。そのうえ食事や生活習慣の変化もあって、体が冷えて年じゅう不調に悩まされる。すべてが悪循環になっています。

だから温活！　現代人こそ、走って体を温める温活ランニングが必要なのです。

スマートフォンを見ていると、あっという間に30分たってしまいます。SNSにアップする文章を考えていると、30分なんてすぐ。その30分を使って、パッと外に出て走ってくればいいのです。
ランニングのいいところは、家を出ればすぐにできること。ややこしい準備の必要がなく、ムダな移動時間もありません。なんといっても一人でできます。

走るのがおっくうなときは、歩くだけでもＯＫ。いきなりがんばらず目標はゆるく。まずはスマホをおいて、玄関を出るところから始めませんか。

石原新菜

石原新菜

Nina Ishihara

医師・イシハラクリニック副院長

PROFILE

いしはら　にいな●1980年、長崎県生まれ。小学校2年生までスイスで過ごし、その後、高校卒業まで静岡県伊東市で育つ。2006年3月帝京大学医学部卒業後、同大学病院の研修医となる。父・石原結實のクリニックで主に漢方医学、自然療法、食事療法により、さまざまな病気の治療にあたっている。わかりやすい医学解説と親しみやすい人柄で人気があり、テレビやラジオ、雑誌などで幅広く活躍中。『やせる、不調が消える　読む　冷えとり』など、冷えについての著書も多数。日本内科学会会員。日本東洋医学会会員。日本温泉気候物理医学会会員。二児の母。

STAFF

装丁・ブックデザイン………佐藤 学(Stellablue)
構成………………………………池田純子
DTP制作……………………蛭田典子
編集担当 ……………………村井未来　大隅優子(主婦の友社)

免疫力《めんえきりょく》アップ！ 温活《おんかつ》ランニング

2024年12月20日　第1刷発行

著　者／石原新菜《いしはらにいな》
発行者／大宮敏靖
発行所／株式会社主婦の友社
〒141-0021　東京都品川区上大崎3-1-1　目黒セントラルスクエア
電話 03-5280-7537(内容・不良品等のお問い合わせ)
049-259-1236(販売)

印刷所／中央精版印刷株式会社

ISBN978-4-07-460612-2

■本のご注文は、お近くの書店または主婦の友社コールセンター（電話 0120-916-892）まで。
＊お問い合わせ受付時間　月～金（祝日を除く）10:00 ～ 16:00
＊個人のお客さまからのよくある質問のご案内　https://shufunotomo.co.jp/faq/